グラウンデッド・セオリー・アプローチを用いた研究ハンドブック

戈木クレイグヒル 滋子 ［編著］

新曜社

まえがき

　古い話になってしまいますが、私は質的研究は科学ではないと揶揄される時代に留学し、質的研究の巨人たちに出会いました。日本で「師の背中を見て学べ」的な教育を受け、なぜ、統計学のように言語化されていないのだろうと、もやもやしていましたが、留学先で質的研究においても「研究法」というものがあり、それを学ぶことが必須なのだということも知りました。そんな時代でした。

　本書で扱うグラウンデッド・セオリー・アプローチ（以下GTA）は、出会った巨人の中でもダントツだったストラウス（Anselm Strauss）先生が作られたもので、エスノグラフィー、現象学と並ぶ3大質的研究法の1つです。GTAはデータを基にして分析を進め（ここからgroundedと命名されています）、データの中に出てきた現象がどのようなメカニズムで生じているのかを理論として示そうとする方法です（ここからtheoryと命名されています）。完成度の高い分析手順が言語化され、初学者が学びやすい研究法になっている点で、他の方法とは一線を画していると思います。

　しかし、残念なことに、日本においては、導入時の紹介が不適切であったために、GTAが何であるかが不明確で、混沌とした状況が続きました。1994年に日本に戻ったときには、私などの手には負えないと考え、パンドラの箱にしまい込むかのようにGTAという言葉さえ使わないようにしていました。

　10年経ったころに、いろいろな偶然が重なり『質的研究法ゼミナール：グラウンデッド・セオリー・アプローチを学ぶ』（医学書院）を上梓する機会をいただいたものの、メインタイトルは「グラウンデッド・セオリー・アプローチ」ではありませんでした。ここからも、GTAの知名度が今ほどではなかったことが想像いただけると思います。（ちなみにこの本は、増補版、第2版と内容の更新を繰り返しながら、現在も書店に並んでいます。）

　ただし、翌年（2006年）に新曜社から出版させていただいた本では、『グ

ラウンデッド・セオリー・アプローチ：理論を生みだすまで』と、GTAをはっきりと打ちだしたタイトルでよいという後押しをいただき、続いて2008年には中級者向けの『実践グラウンデッド・セオリー・アプローチ：現象をとらえる』を出していただきました。

このような中、ゼミやワークショップ、webを用いた研究相談を続け、ストラウス版GTAをわかりやすくするために、propertyとdimensionを主軸にして分析を積み上げ、カテゴリー関連図を用いて現象を可視化するという戈木クレイグヒル版にたどり着きました。2010年には、GTAを自分で学ぶことのできる自習書（『グラウンデッド・セオリー・アプローチ分析ワークブック』日本看護協会出版会）も作ることができました。

一方で、私がデータ分析以上に重要だと考えるデータ収集部分の教育がおざなりになっていることが気になり、2014年には、『グラウンデッド・セオリー・アプローチを用いたデータ収集法』（新曜社）を上梓させていただきました。

このように、他の出版社も含め、入門書（『グラウンデッド・セオリー・アプローチ 改訂版：理論を生みだすまで』、『質的研究法ゼミナール：グラウンデッド・セオリー・アプローチを学ぶ 第2版』）、中級者用の分析書（『実践グラウンデッド・セオリー・アプローチ：現象をとらえる』）、自習書（『グラウンデッド・セオリー・アプローチ分析ワークブック 第2版』）、データ収集の書（『グラウンデッド・セオリー・アプローチを用いたデータ収集法』）と性格の異なる5冊の本を書かせていただき、半数以上の本の改訂までできたことは、とても幸運だったと思います。

『質的研究法ゼミナール：グラウンデッド・セオリー・アプローチを学ぶ』の初版出版から15年を経る中で、GTAも少しずつ日本に根付き、近年出版された『質的心理学辞典』（能智正博編集代表, 新曜社）や『質的研究法マッピング：特徴をつかみ、活用するために』（サトウタツヤ他編, 新曜社）にも、他の研究法と同等のものとして取り上げられるようになりました。しかし、あいかわらず「基本はわかったが、うまく使えないので直接トレーニングを受けたい」という問い合わせは、後を絶ちません。研究法は、効果的に用いてこそ意味のある道具ですが、学ぶことと実践との間

にはいまだに大きな隔たりがあるようです。そこで、本書では、すでに
GTAの基礎を習得した研究者を対象に、研究をおこなう際のサポーター
となるような実践的なハンドブックを作りたいと考えました。

　本書は、私と3人の若い研究者が刺激しあいながら、一緒に創り上げた
ものです。まず、3章を担当してくれた、後期博士課程の西名君、岩田君
とは、何年も前から、本書で例として使う研究を一緒におこなってきまし
た。2人は観察法を用いてデータを収集する能力が高いので、その部分を
担当してもらおうと考えました。

　私が項目案を提示し、分担を決めましたが、2人はそれを基にしながら
も、自分が書きたい内容に合わせて、どんどん修正していきました。そし
て、3人で、各章について数回ずつの検討会を重ねているところに、本で
GTAを学んで修士論文を書いたという宗君が助教として着任し、春学期
の「質的研究法」というGTA入門編のゼミに参加するようになりました。
他の院生と同じようにゼミ日記を書いてもらったところ、誰もが躓きやす
い部分での誤解に気づいた経過が書かれており、参考になる点が多いと
思ったので、本の制作に参加してもらうことにして、そこからは、4人で
検討会をもつようになりました。私の書いた章についても、容赦なく指摘
してくれる、能力が高く、遠慮のない若い人たちに囲まれた環境にいるこ
とは、大変、ありがたいことです。

　GTAとの付き合いの長さも、研究者としての経験や強みも異なる4人
の議論から生まれた本書が、GTAを用いて研究に取り組まれる際にお役
に立てば幸いです。

　新曜社の塩浦暲社長には、この度も出版の機会を与えていただき、海岸
沿いのご自宅から遠隔のご指示をいただきました。本当にありがとうござ
いました。また、本書に例として使わせていただいたデータを提供くだ
さった皆様にも心から感謝いたします。

いまだコロナ禍の2021年春

戈木クレイグヒル　滋子

本書は、既刊の3冊の関連書とリンクさせることによって、必要に応じて基礎的事項を確認できるようにしました。以下のように該当書籍を略記し、欄外にページと共に記載しています。必要に応じてご参照ください。

Ⅰ：『グラウンデッド・セオリー・アプローチ改訂版：理論を生みだすまで』
Ⅱ：『グラウンデッド・セオリー・アプローチを用いたデータ収集法』
Ⅲ：『実践グラウンデッド・セオリー・アプローチ：現象をとらえる』

たとえば、『グラウンデッド・セオリー・アプローチ改訂版：理論を生みだすまで』の14〜16ページに説明されている場合には、本文中に（☞Ⅰ）、欄外に「Ⅰ：p.14-16」のように表記しています。

目　次

装幀＝新曜社デザイン室

1章　本書の概要とフィールドの獲得

　まえがきでも述べたように、本書は、すでにグラウンデッド・セオリー・アプローチ（以下、GTA）の基礎を学習し、研究を始めようとしている中級者を対象にしています。GTAの基礎は他書で学んでいただいたという前提で、基礎的な内容についての説明は最小限にとどめて、実際に研究をどのように進めるのかを、具体的に説明したいと考えています。

　質的研究をおこなう途上では、いつ得られるともわからない答えを求めて、真っ暗なトンネルを歩いているような状態が続くと思います。その分、光明を見いだしたときの喜びが大きいわけですが、そこまでは大変で、投げ出したくなることもしばしばです。本書には、研究を進める中で研究者が躓きやすい点と、そこから抜け出すヒントになりそうな事柄を、私たちが現在おこなっている研究を例にしながら書かせていただきます。

　この章では、まず、「1　本書の概要」を説明したあと、「2　研究フィールドと共同研究者の獲得」の話に進みます。

1　本書の概要

　中級者が研究を進めていく際にハードルになりそうなものには、フィールドと研究協力者の獲得、リサーチ・クエスチョンの設定、よいデータの収集と、それをどう分析するのか、そして、どう論文にまとめて発表するのかがあると思います。これらを研究の流れに沿って示すと、図1-1のようになります。本書はこの流れに沿って進めます。

　まず、フィールドに入ってデータを収集しなければならない研究の場合には、**フィールド**とそこでのデータ収集を円滑に進めるための**共同研究者**

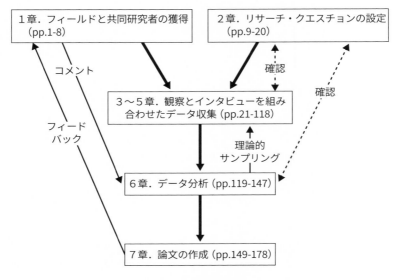

図1-1　本書の構成

が必要です。しかし、新しいフィールドと共同研究者の獲得は、通常、簡単ではありません。この部分について書かれたものが少ないので、何かヒントになることがあればと考え、この章の後半には、本書で例にあげる研究を始めるまでの私の経験を紹介します。

Ⅰ:p.21-22
Ⅱ:p.21-33
p.63-75　　次のハードルは、研究の核となる**リサーチ・クエスチョン**（☞Ⅰ, Ⅱ）の設定です。リサーチ・クエスチョンによって、どのような研究デザインを用いるのか、どの研究法が適切なのかが決まりますから、研究のはじめに適切なリサーチ・クエスチョンを立てることは最重要課題です。しかし、先行研究でわかっていることが少ないために質的研究を選んだわけで、そのような中で立てたリサーチ・クエスチョンが、研究の進行とともに、実際に現場で起きていることにそぐわないと気づいて、修正が必要になることも少なくありません。そのため、はじめにリサーチ・クエスチョンをどう設定するかということにくわえて、研究を通してどう洗練するかも重要となります。これらについては、2章で説明します。

　　続く3〜5章は、リサーチ・クエスチョンを基にした、**データ収集**の話

です。3章でよいデータとは何かについて述べた後、4章〜5章では、GTAで分析することを前提としたデータ収集において、**観察とインタビューを組み合わせて**、どうデータ収集をおこなったのかを紹介します。本書では、観察法の説明により重点を置き、データ収集前の準備からテクストの作成までのコツを、具体的に説明します。くわえて、観察する視点の違いによって、同じ場面を観察しても、収集されるデータが変わることを紹介し、リサーチ・クエスチョンに対応した観察の視点を設定することの大切さを確認します。

　さて、データ収集が終わると、次のハードルは**分析**です。6章では、GTAを一通り学習した中級者であっても、誤解したままで研究を進めてしまうことの多い点をとりあげて、それによって生じる弊害と、GTAを用いる効果が薄れてしまうリスクを検討します。

　最後の7章では、GTAを用いた論文を例にして、主に**結果と考察の書き方**について検討したいと思います。よいデータを収集し、よい分析をおこなっても、最後の発表がイマイチでは、よい研究だとは評価されません。特に結果と考察は重要ですが、質的研究の場合には、量的研究と違って、先行研究の蓄積が少ないために、ときに考察に引用できるような先行研究がないこともあります。本書ではそのような場合にどうするのかについても検討します。

　以上が、本書の概要です。各章は研究の流れに即しているものの、それぞれに独立していますから、必要な部分からお読みいただければと思います。

　グラウンデッド・セオリー・アプローチの手順を理解することと実践できることの間には、大きな河があります。研究がうまく進まないときには、基礎に戻って手順を確認してから再度河を渡ることが必要です。私も初心者のときには、うまく進まない方の経験ばかりを繰り返しました。だからこそ、研究手順を具体的に示した本を作ってきました。そして、今回は、実践のサポーターとなるハンドブックを作ったうえで、必要に応じて基礎に戻れるように、これまでに出した本にリンクさせたいと考えました。

　本書で説明する事柄の基礎については、以下の3冊の該当するページを

欄外に示しました。本書でピンとこないことがあれば、これらに戻っていただければと思います。

　　Ⅰ：『グラウンデッド・セオリー・アプローチ改訂版：理論を生みだすまで』
　　Ⅱ：『グラウンデッド・セオリー・アプローチを用いたデータ収集法』
　　Ⅲ：『実践グラウンデッド・セオリー・アプローチ：現象をとらえる』

　（たとえば、『グラウンデッド・セオリー・アプローチ改訂版：理論を生みだすまで』の14〜16ページに説明されている場合には、本文中に（☞Ⅰ）、欄外に「Ⅰ：p.14-16」のように表記しています。）

　それでは、さっそく本題に入りましょう。まず、研究をスタートするための研究フィールドと、共同研究者獲得のために何をおこなったのかを紹介します。

2　研究フィールドと共同研究者の獲得

　本書で紹介する研究例は、小児集中治療室（以下、PICU）でのフィールドワークを基にしたものです。よい研究だから、またはわかりやすい研究だから紹介するのではなく、コロナ禍のために予定通りにデータ収集がおこなえなくなり、仕方なく最近のものを選んだというのが正直なところです。では、まず、研究を進めるうえでのハンドブックという本書の趣旨に基づき、私がPICU領域での研究に関心をもつまでの経過と、どのようにして研究フィールドとフィールドの共同研究者を獲得したのかを書かせていただきます。自分の専門ではない場での研究を始める際に、参考になることがあるかもしれません。

　私は、後期博士課程の院生のときから、長年にわたって、小児がんの子

どもと家族を中心とした領域で研究をおこなってきました。博士論文の研究結果から企画を立て、子どもを亡くした母親のサポートグループを6年間続けながら『闘いの軌跡：小児がんによる子どもの喪失と母親の成長』（川島書店，1999）を上梓したあと、医師は小児がんの子どもに病名や病気をどう伝えるのか、小児がんの闘病が子どもとその家族にどのような影響を与えるのか、子どもを亡くしたきょうだいの経験、家族へのend-of-lifeケア、子どもを支える教育のあり方、医療者の精神的サポートの順で研究を続けました。

　そんな私が、小児がん領域から、まったく異なるPICU領域に研究対象を変えたきっかけは、GTAの**『理論的比較（theoretical sampling）』**（☞Ⅰ，Ⅱ，Ⅲ）でした。ご存じのようにGTAでは『比較』が重視されますが、『理論的比較』では、研究対象者とは異なる背景の人から収集したデータとの比較を意図的に、おこないます。なるべく、背景が大きく異なる対象から収集したデータのほうが、おもしろい比較ができます。

Ⅰ：p.90-97
Ⅱ：p.131-133
Ⅲ：p.104-108

　小児がんの子どものend-of-lifeケアに関する研究を進める中で、慢性の経過をたどった後に亡くなることが多い小児がんと対比するために、急性の経過で亡くなることが多いPICUでのケアを選びました。それにくわえ、医療の進歩により、子どもの死亡率は著しく低下していますが、先天奇形・染色体異常を除けば、疾患別死因の1位は小児がんです。一方、病院の中で子どもが一番亡くなる数が多い場は、PICUだと言われています。そこからも、両者の比較は意味があると考えたわけです。

　PICUで働く医療者の話はとても新鮮だったうえに、医療者から見た「子どもの両親−医療者関係」のありようが、小児がん領域とは大きく異なっていることを知り、PICUに関心をもつようになりました。じつは、そのころ、長らく同じ領域で研究をおこなってきたために、フィールドの確保は容易になったものの、データを新鮮な目で見ることができなくなった自分にも気づいていたので、未知の領域での研究にチャレンジしてみたいという思いもありました。

　PICUに関連した研究の文献検討をおこなったところ、研究成果の蓄積が乏しいことがわかったので、まず、家族にとってPICUがどういう場な

のかを明らかにする必要があると考えました。そうなると、実際にPICUに入って、観察とインタビューを用いた研究をおこなう必要があり、データ収集のためのフィールドが必要となります。しかし、この領域は私にとって未知の世界で、ツテもなく、文字通りゼロからのスタートでした。公表されているデータによれば、現在も日本には42のPICUしかありません[註]。それも、フィールドの確保を難しくする理由となりました。

　ともかく、2011年の末から、PICUで働く医療者にインタビューをおこないながら、一緒に研究してくれそうな方と施設を探しました。研究を一緒におこないたいのですから、誰でもよいわけではありません。インタビューの話から、その方のPICUでの仕事への考え方や姿勢、職場での役割の取り方、問題意識、研究への関心、時間的な余裕などを知り、適切だと思った方に、別途、研究協力をお願いしました。

　トライ＆エラーで1年近くかかりましたが、幸いなことに、適切な共同研究者と出会い、その方が働くPICUでデータ収集を始めることができました。また、この方は、さまざまな施設のリーダー的な看護師とつながりをもっておられたので、紹介していただき、さらに、5人のPICU看護のエキスパートを共同研究者としてむかえ、PICUでのデータ収集や分析に対するコメントをいただける状況が整いました。特に、自分がよく知らない領域で新たに研究を始める場合には、エキスパートからのアドバイスは重要だと思います。

　以上はフィールドの共同研究者の話でしたが、それと同時に、一緒にデータ収集と分析をおこなう共同研究者も重要でした。実際にPICUに入って観察とインタビューを用いた研究をおこなうためには、PICUの状況に精通し、かつ観察法とインタビュー法を用いることのできる人とチームを組む必要があります。特に、観察をおこなうには、PICUの仕事の流れや処置のルーチンがわかっている必要があります。私のようなド素人がPICUの医療を1から学んでいるようでは、いつまでもよいデータが収集できないと考えました。そこで、PICUで働いた経験がありデータ収集の

[註] 文献の出典はp.179参照

基礎トレーニングを終えた、後期博士課程の院生2人に声をかけることにしました。

　それまでは、一人でこつこつと内職仕事のように研究をおこなっていたので、共同研究をどう進めたものかわかりませんでしたが、とりあえず、ストラウス先生のやり方に倣って、まず、私と院生2人で担当を決めて、定期的にデータ分析会をもちました。そこでまとまったものは、前述のエキスパート6人に見ていただき、日本小児集中治療研究会が主催するワークショップで報告しました。その繰り返しの中で生まれた論文の一部が、本書で例にする「子どもがPICUに入院した両親の担った役割」です。

　また、質的研究の結果を基にして作成した質問紙を用いて、両親のストレスと不安の状態とその経時的変化に関する調査をおこないました。その際には、小児集中治療研究会での呼びかけに応えてくださった、全国の異なる施設で働く22人の方々も協力してくださいました。

　現在は、PICUにおいて終末期と判断された子どもの両親に対して、どのような情報提供とend-of-lifeケアがおこなわれているのか、医療者と両親の間でどのようなやりとりがあるのか、それは、両親にどのような影響を及ぼすのかに関心があり、関西と関東の複数のPICUでデータ収集をおこない、情報提供とケアの場での観察、ならびに医療者と両親へのインタビューをおこなっています（ただし新型コロナウイルスによる混乱で、思うようにデータ収集が進んでいません）。

　もちろん、データを収集する場、研究者の強みや特性により進め方は異なると思いますが、もしかしたら、新たなフィールドで研究を始めようとしている方々の参考になる部分があるかもしれないと考え、私の研究フィールドと共同研究者獲得の経過を紹介させていただきました。平坦な道のりではありませんでしたし、時間もかかりましたが、ゼロからスタートした私でもなんとか研究を始めることができました。「蟻の思いも天に届く」です。

　さて、やっとの思いで研究フィールドを開拓しても、それだけでは研究

を始めることはできません。2章では、リサーチ・クエスチョンの設定について検討します。

2章　リサーチ・クエスチョンの扱い方

　リサーチ・クエスチョンは、先行研究の成果を踏まえて、ある1つの研究で何をどこまで明らかにするかを表すものです。量的研究の場合には、研究のはじめから終わりまで、リサーチ・クエスチョンが変わることはありません。しかし、質的研究は、先行研究の蓄積が不十分なときに用いる方法なので、どんなに先行研究の成果を基にして熟考したリサーチ・クエスチョンであっても、実際にデータ収集を始めてから実態とのズレに気づき、リサーチ・クエスチョンの修正を余儀なくされることもあると思います（☞Ⅰ, Ⅱ）。

Ⅰ:p.21-22
Ⅱ:p.21-33
　p.63-75

　以上は、前書にも書いたことです。しかし、リサーチ・クエスチョンの立て方と確認、そして必要時の修正について、イメージできないという声を聞きます。研究を進めていくときに、ガイドライトの役割をするリサーチ・クエスチョンを適切に設定することは大変重要ですから、この章では、リサーチ・クエスチョンをどう扱うかについて考えてみたいと思います。まず、「1　リサーチ・クエスチョンの立て方と確認」について説明したあと、具体例を用いて、研究の中で「2　リサーチ・クエスチョンの修正」に進みます。そして、最後に、「3　本書で用いるリサーチ・クエスチョン」を紹介したいと思います。

1　リサーチ・クエスチョンの立て方と確認

　リサーチ・クエスチョンは、研究テーマと対応したもので、シンプルで具体的なものでなければなりません（そうなると、テーマの立て方も重要です。前書に書いたように、研究する意義があるものか、新奇性のある結果

が期待できるか、実現の可能性、を指標にして検討します）（☞Ⅱ）。

　1つのリサーチ・クエスチョンには、1つの問いだけを含めます。1つの研究の中に、複数のリサーチ・クエスチョンが含まれることもあると思いますが、それぞれのリサーチ・クエスチョンの中には、複数の問いを含まないように注意します。誰からどこでどのようなデータを収集するのかがはっきりわかることも大切です。そして、いったん、リサーチ・クエスチョンを考えたら、書き出して、その問いに対してどのようなデータが集まる可能性があるのかを考えてみます。もしも、それがイメージできないようであれば、現実的な問いとはいえません。

　一方で、実際に収集したデータは、研究のはじめに想像したものを凌ぐようなものでなくてはなりません。データを収集する前にイメージした答えは、先行研究や経験から得た知識に基づくものだと思います。これを凌ぐデータが収集できないとしたら、新しい知見を見出すことなどできるはずがありません。

　以上に説明した、研究を始める時点でリサーチ・クエスチョンをどう設定するかをまとめたものが表2-1です。

　　表2-1　リサーチ・クエスチョンの確認項目：設定時

a. 研究テーマに対応している。 b. シンプルで具体的。 c. 1つの問いだけが含まれる。 d. 誰からどこで、どのようなデータを収集するかがわかる。 e. どのようなデータが収集される可能性があるのかをイメージできる。

　リサーチ・クエスチョンは、**データ収集後**と**データ分析後**に、実態とズレていないかを確認する必要があります。まず、**データ収集後**です。リサーチ・クエスチョンを基にインタビューや観察の項目を考えてデータを収集するのですから、対応していて当たり前のはずなのですが、学生のデータを確認すると、なぜか、リサーチ・クエスチョンと収集したデータがズレてしまっていることがあります。

　データ収集者には、自分の収集したデータをバラ色の眼鏡で見てしまう

傾向があります。それによって、収集したデータとリサーチ・クエスチョンの対応の確認が不十分となり、ズレに気づきにくくなってしまうのです。そうならないためにお勧めしたいのは、データ収集後に、収集したデータにどのような内容が含まれているのかを、箇条書きで書き出して、リサーチ・クエスチョンとの対応を確認することです（☞Ⅰ, Ⅱ）。書き出したものの中に、リサーチ・クエスチョンと対応する内容のものがなければ、ズレているということになります。ズレに気づいたら、必ずこの時点でリサーチ・クエスチョンを修正すべきです（もちろん、データ収集方法がおかしい場合もありますが、ここではその説明は省きます）。

Ⅰ:p.21-22
Ⅱ:p.63-69

　次に、**データ分析後の確認**です（☞Ⅱ）。グラウンデッド・セオリー・アプローチ（以下、GTA）を用いた分析では、データを1つ収集したら分析し、データからとらえた現象を、たとえばp.89の図4-13にあるような**カテゴリー関連図**（☞Ⅰ, Ⅱ, Ⅲ）として表します。このとき、1つのカテゴリー関連図でとらえるのは、1つの現象です。

Ⅱ:p.69-74
p.85

Ⅰ:p.119-130
Ⅱ:p.49-50
Ⅲ:p.98-101

　インタビューデータの場合には、リサーチ・クエスチョンを基にした質問項目に沿ってデータを集めるわけですが、通常収集したデータの中には複数の現象が混じっています。カテゴリー関連図は、現象の数と同じ数だけできるわけですが、もし把握したカテゴリー関連図の中に、リサーチ・クエスチョンに対応する現象が見あたらないとすれば、残念ながらリサーチ・クエスチョンが実態とズレているということになります。

　観察データの場合には、焦点を定めてデータ収集をおこなうので、複数の現象が混ざることは少ないと思いますが、分析の結果として描いたカテゴリー関連図が、リサーチ・クエスチョンに対応しないとしたら、ズレが生じているということになります（もちろん、分析がおかしいためにそうなる場合もありますが、ここではその説明は省きます）。

　いずれの場合にも、ズレに気づく努力と、気づいたら潔く修正する姿勢が大切です。しかし、自分には甘いのが人の常、最後までズレに気づかない人は珍しくありません。その結果、リサーチ・クエスチョンと結果が乖離した論文ができあがってしまうのです。

表2-2　リサーチ・クエスチョンの確認項目：データ収集後および分析後

> f．リサーチ・クエスチョンに対応したデータが収集されたか。
> g．リサーチ・クエスチョンに対応した現象が把握できたか。

2　リサーチ・クエスチョンの修正

　それでは、ある院生が、リサーチ・クエスチョンをどう修正したかという例を紹介します。Ａさんは、GTAを用いた論文を1本書いたことのあるGTA中級者です。GTAにはかなり精通しており、他者のデータ収集や分析には的確にコメントします。しかし、そんなＡさんでも、自分の研究のリサーチ・クエスチョンとなると難しいようです。以下、Ａさんのリサーチ・クエスチョンと、その修正の経過を紹介したいと思います。

（1）データ収集前の確認

　データ収集を始める前に、Ａさんは、表2-3にあげたリサーチ・クエスチョンを含んだ研究計画を立てました。データ収集には観察法を用い、GTAを用いて分析するという計画です。
　それでは、表2-1の「リサーチ・クエスチョンの確認項目：設定時」のa〜eに沿って、Ａさんのリサーチ・クエスチョンを確認してみます。

a．研究テーマとの対応
　表2-3にあげたＡさんの研究テーマの最後にある「医療者の働きかけ」が、リサーチ・クエスチョンの「処置をおこなう」に対応するものであるかどうかが曖昧です。
b．シンプルで具体的
　リサーチ・クエスチョンの「主体性」と「認識」が何を指すのかわかりませんが、シンプルで具体的ではあります。

表2-3　データ収集前のＡさんの研究計画

研究テーマ	医療者が認識する小児集中治療室（PICU）に入室した子どもの主体性と医療者の働きかけ
リサーチ・クエスチョン	PICUで働く医療者は、処置の場面で、子どもの主体性をどのように認識しながら処置をおこなうのか？
研究方法	観察法を用いてデータ収集する。その後、グラウンデッド・セオリー・アプローチを用いて分析予定。
研究対象予定者	PICUに入院中の乳幼児10名程度

c．各リサーチ・クエスチョンには1つの問いだけ

「PICUで働く医療者は、処置の場面で、子どもの主体性をどのように認識しながら処置をおこなうのか？」というリサーチ・クエスチョンには、「子どもの主体性をどう認識するのか」と、「どう処置をおこなうのか」という2つの内容が含まれてしまっています。

d．誰からどこで、どのようなデータを収集するかがわかる

このリサーチ・クエスチョンであれば、PICUで働く医療者からデータを収集するのだろうと推測されます。ところが、Ａさんの研究計画には、研究対象予定者として、「乳幼児10名」と書かれており、結局のところ、「誰」からデータ収集をするのかがわかりません。

一方、「どこで」は処置の場面で、「どのようなデータ」は子どもの主体性をどのように認識しながら処置をおこなうのか、であることはわかります。

e．どのようなデータが収集される可能性があるのかをイメージできる

リサーチ・クエスチョンから、どのようなデータが収集される可能性があるのかをイメージできることは重要です。そのためには、わかりやすい言葉を用いることが大切です。Ａさんのリサーチ・クエスチョンでは、「主体性」と「認識」という言葉が気になります。Ａさんが、乳幼児の「主体性」としてとらえようとしているものと、医療者の「認識」としてとらえようとしているものが何なのかイメージできません。

「主体性」は、「自分の意志・判断によって、みずから責任をもって行動する態度や性質」と辞書に書かれています。Ａさんの計画では、観察法を用いて、乳幼児からデータを収集することになっていますが、観察によっ

て、乳幼児、特に乳児（通常、1歳未満を指します）の「主体性」をとらえることができるのかははなはだ疑問です。

また、「認識」は、「物事を見分け、本質を理解し、正しく判断すること。また、そうする心の働き」と辞書に書かれています。こちらの主語は医療者のようですが、他者の認識を観察によって把握することができるでしょうか。

（2）データ収集後および分析後の確認

以上の問題を指摘されたAさんは、表2-4に示すように、「認識」を「察知」に、「主体性」を「頑張り」に変え、リサーチ・クエスチョンを2つに分けたうえで、1事例目のデータ収集をおこないました。そして、観察したデータと、リサーチ・クエスチョンにズレがないことを確認したうえで、データ分析に進み、分析結果としては、表2-4に示す11個のカテゴリーを抽出し、それらを用いて【子どもの頑張りの察知】という現象に関わるカテゴリー関連図を作成したと、ゼミで報告しました（現象の中心となるカテゴリーに【　】、カテゴリーに《　》を付けています）。

さて、表2-2にあげた、2つの指標（fとg）を使って、リサーチ・クエスチョンを確認するとどうでしょうか。

f．リサーチ・クエスチョンと収集したデータとの対応

まず、データ収集後の確認では、リサーチ・クエスチョンと収集したデータの内容との対応を検討します。ここでは、Aさんが書いたデータの概要との対応をみていきます。

RQ①「子どもの頑張りをどのように察知しているのか？」は、収集したデータの概要にある「子どもが笑顔で楽しそうに処置を受けることができたと看護師は判断していた」と、一見、対応しているようにみえます。ただし、よくみると「察知」は、「推測して知ること」ですが、笑顔で楽しそうな状態なら一見してわかるので、推測は不要です。また、データの概要には、「察知」ではなく「判断」と書かれており、一致しません。

表2-4　修正されたリサーチ・クエスチョンを基にした1事例の分析結果

研究テーマ	医療者が察知したPICUに入室した子どもの頑張りと医療者の働きかけ
リサーチ・クエスチョン	RQ①：PICUで働く医療者は、処置の場面で、子どもの頑張りをどのように察知しているのか？ RQ②：PICUで働く医療者は、処置の場面で、子どもが頑張るためにどのような働きかけをおこなうのか？
観察対象	8か月男児の処置の一場面
収集したデータの概要	体外式陰圧呼吸装置を使って排痰ケアをおこなう際に、いろいろな遊びを取り入れることで、子どもが笑顔で楽しそうに処置を受けることができたと看護師は判断していた。
分析結果	以下のカテゴリーで構成された【子どもの頑張りの察知】という現象が把握された。 **状況**：《頑張りの事前査定》 **行為・相互行為**：【子どもの頑張りの察知】《頑張りの促し》《子どもをなだめる》《頑張りの強化》《泰然と処置を進める》《抵抗の表出》《気力の表出》 **帰結**：《前向きに処置に取り組む子ども》《我慢しながら処置を受ける子ども》《暴れる子ども》

（註：煩雑さを避けるため、遊びの内容とカテゴリー関連図は省略します。）

　一方、RQ②「子どもが頑張るためにどのような働きかけをおこなうのか？」のほうには、概要に書かれた、「いろいろな遊びを取り入れる」という働きかけが対応しているようにみえます。以上から、RQ①に対応したデータが収集できていないので、本来であれば、この段階でリサーチ・クエスチョンを修正するべきでした。しかし、Aさんは修正することなく分析に進んでしまったので、続けてデータ分析後の確認をおこないます。

g．リサーチ・クエスチョンと把握した現象との対応

　データ分析後に確認したいことは、リサーチ・クエスチョンと分析結果として把握された現象との対応です。それを検討するためには、分析結果を細かく検討することが必要となります。

　RQ①「子どもの頑張りをどのように察知しているのか？」に対応した現象であれば、【子どもの頑張りの察知】が中心カテゴリーとなっているだけでは不十分で、「どのように」を表すために、医療者が察知に至る、または至らないプロセスが詳細に把握されていなくてはなりません。しか

し、Aさんがあげたカテゴリーには、これらのプロセスを説明できそうなものが見あたりません。医療者が察知した／しないというカテゴリーもありません。ここから、リサーチ・クエスチョンと把握した現象は対応していないということになります（カテゴリーにないので、本書では省略したカテゴリー関連図にも、察知に至る、または至らないというプロセスは見あたりませんでした）。

　もう少し細かく分析を見てみましょう。現象の状況と帰結の対応は重要ですが、状況の《頑張りの事前査定》の主語は医療者で、帰結3つ《前向きに処置に取り組む子ども》《我慢しながら処置を受ける子ども》《暴れる子ども》の主語は子どもですから、一致しません。

　また、表には出しませんでしたが、【子どもの頑張りの察知】という中心カテゴリーの内容を見ると、"医療者が察知した頑張り"という**プロパティ**の**ディメンション**（☞Ⅰ, Ⅱ）として、'前向き、協力的、我慢、妥協'があがっていました。しかし、医療者が8か月児のどのような言動を'前向き、協力的、我慢、妥協'ととらえたのかという根拠が示されていません。これでは、結果がRQ①「子どもの頑張りをどのように察知しているのか？」に対応しているとはいえません。

Ⅰ:p.4-5
p.50-56
p.161
Ⅱ:p.48-49

　一方、RQ②「PICUで働く医療者は、処置の場面で、子どもが頑張るためにどのような働きかけをおこなうのか？」に関しては、分析の結果、《頑張りの促し》《子どもをなだめる》《頑張りの強化》《泰然と処置を進める》というカテゴリーが抽出されているので、RQ①よりは対応しているように見えます。ただし、把握された現象に、PICUを特徴づけるようなカテゴリー、プロパティとディメンションがないため、この現象がPICUに特有な現象なのかという点は疑問です。

　以上の検討から、Aさんは、RQ①「子どもの頑張りをどのように察知しているのか？」が不適切であることに気づきました。もともと、観察によって、このリサーチ・クエスチョンに対応するデータを把握することは困難です。少なくともデータを収集した時点で、適切でないことに気づくべきでした。

　2つのリサーチ・クエスチョンに共通する問題として、結果の中で、「子

どもの頑張り」が何を指すのかを定義づけるためのプロパティとディメンションが、十分に把握されていないということがあげられます。「収集したデータの概要」に「子どもが笑顔で楽しそうに処置を受けることができた」とありますが、これが「頑張り」といえるのか、帰結の《前向きに処置に取り組む子ども》に対応したデータといえるのかは疑問です。

　また、この帰結に至るプロセスに関わるカテゴリーのプロパティとディメンションを見ても、どのような条件がそろったときに、医療者が「子どもの頑張り」ととらえるのかがわからないという問題がありました。以上の状況から、リサーチ・クエスチョンに対応した現象が把握できたとはいえません。Ａさんは、無意識のうちに、自分の考える「子どもの頑張り」に当てはめて、データ収集と分析をおこなってしまったのかもしれません。

　最終的に、Ａさんは、RQ①「子どもの頑張りをどのように察知しているのか？」を省き、さらに、RQ②の「PICU」と「頑張り」を検討して、「苦痛を伴うと予想される処置の場面で、医療者は、子どもの反応に合わせてどのような働きかけをしているのか？」というリサーチ・クエスチョンに変えました。そして、研究テーマも「苦痛を伴う処置場面での医療者の働きかけ」に変更して、データ収集を始めました。このリサーチ・クエスチョンとテーマであれば、観察によって適切なデータが収集できそうです。また、とらえるものを子どもの「頑張り」ではなく「反応」に変えたことで、観察するものがわかりやすくなりました。最終的に出てきた結果を基にして、「子どもの頑張り」が何なのかを定義づけ、次の研究につなげることもできるかもしれません。

表2-5　検討後のＡさんの研究計画

研究テーマ	苦痛を伴う処置場面での医療者の働きかけ
リサーチ・クエスチョン	苦痛を伴うと予想される処置の場面で、医療者は、子どもの反応に合わせてどのような働きかけをしているのか？
研究方法	観察法を用いてデータ収集する。その後、グラウンデッド・セオリー・アプローチを用いて分析予定。
研究対象予定者	PICUに入室中の乳幼児に苦痛を伴う処置をおこなう医療者10名程度。

Aさんがリサーチ・クエスチョンを設定し、確認し、修正した経過がおわかりいただけたでしょうか。はじめにきちんと先行研究のクリティークを踏まえて作ったリサーチ・クエスチョンであれば、修正するといっても、まったく異なるものに変わるわけではありません。研究の場で実際に生じている事柄とデータ収集に用いる方法に合わせて、適切なかたちに変えるだけのことです。

3　本書で用いるリサーチ・クエスチョン

　それでは、本書で例として用いるリサーチ・クエスチョンを紹介します（表2-6）。じつは、前章にも書いたように、私はこの研究を始めるまで、PICUの状況をよく知りませんでした。そこでいろいろな資料を調べてみると、日本には、重症の子どもを管理できるPICUをもつ施設がとても少ないことがわかりました。公表されている資料の中で最新のものでも、日本全体で42施設、ベッドの総数は337床にすぎません。これは、成人の集中治療室6298床（712施設）はもちろんのこと、新生児集中治療室4057床（293施設）と比べても、かなり少ないといえます（厚生労働省, 2018）[註]。そして、数が少ないことも影響してか、日本ではPICUでの研究がほとんどなされていないこともわかりました。

表2-6　本書で用いる研究テーマとリサーチ・クエスチョン

研究テーマ	子どもがPICUに入室した両親の体験
リサーチ・クエスチョン	① 両親は子どもがPICUに入室中にどのような体験をするのか。 ② 子どもがPICUに入室中の体験は両親に何をもたらすのか。

　一方、海外の研究で多いものは、子どもがPICUに入院することによる両親へのネガティブな影響に関するもので、不安や急性ストレス障害

［註］文献の出典はp.179参照

（Acute Stress Disorder）、心的外傷後ストレス障害（PTSD: Post Traumatic Stress Disorder）が生じる可能性が高いと指摘されています。測定時期や対象者の状況、用いられたスケールの違いにより、それぞれの論文が示す結果は異なるものの、よく引用される文献レビューでは、10.5～21%の両親がPTSDに陥るとまとめられていました（Nelson & Gold, 2012）。

　つまり、子どもの入院や治療によって、子どもと家族はネガティブな影響を受け、子どもがPICUから退室して時間が経った後も、ネガティブな影響を引きずる両親が少なくないという結果です。

　もちろん、子どもが重症で死の可能性さえある状態が、両親にストレスを生じさせることは容易に想像できます。しかし、これまでにおこなった小児がん領域での研究から、子どもの発病と闘病は大きなストレスながら、子ども自身と家族にネガティブな影響だけでなく、ポジティブな変化ももたらすことがわかっていたので、PICUでの体験が、ネガティブな影響だけしかもたらさないという考え方には違和感を覚えました。むしろ、欧米の研究でポジティブな影響についてほとんど検討されていないことが意外でした。

　そこで、この研究では、まずPICUに入室した子どもの両親が何を体験しているのかという全体像を把握したいと考え、大きめのテーマ「子どもがPICUに入室した両親の体験」を設定し、それに合わせて大きめのリサーチ・クエスチョン「① 両親は子どもがPICUに入室中にどのような体験をするのか。② 子どもがPICUに入室中の体験は両親に何をもたらすのか」を設定しました。

　表2-1のa～fの基準で確認すると、研究テーマと対応し(a)、シンプルで具体的(b)、2つのリサーチ・クエスチョンには1個ずつの問いが含まれています(c)。また、両親がPICUでどのような体験をしているのかについてのデータを収集することもわかります(d)。さらに、欧米の先行研究の結果から推測すると、両親は緊張を強いられ、大変なストレスをかかえているというデータが収集される可能性があるとイメージできます(e)。

　このリサーチ・クエスチョンなら、通常であれば、インタビュー法が用いられると思います。しかし、この研究では、両親が実際に日々遭遇する

事柄と、その中で生じる両親と子ども、両親と医療者、両親同士、両親と環境などの相互作用を把握したうえで、両親自身がどのような体験をしたと感じているのかを複合的に把握したいと考えたために、まずPICUで観察をおこなったうえで、そのデータの分析結果を基にしたインタビューをおこないました。そして、その都度（観察データ収集直後、観察データ分析直後、インタビューデータ収集直後、インタビューデータ分析直後）、リサーチ・クエスチョンとの対応を確認しました。（ご存じのように、GTAでは1つデータを収集したら分析し、それを基にした理論的サンプリングをおこなって、次のデータ収集に進むということを繰り返します）（☞Ⅰ, Ⅱ, Ⅲ）。

Ⅰ:p.112
Ⅱ:p.50-51
Ⅲ:p.145-146

本研究の場合には、リサーチ・クエスチョンを基に観察項目を決めてデータを収集し、その観察データの分析を基にして、質問項目を決め、同じ両親にインタビューするという方法をとりました。詳細は、4章と5章をご覧ください。）

3章　よいデータの収集

　研究では、何を知りたいのか、つまりリサーチ・クエスチョンを明確に
して、適切な研究法を決定したうえで、データ収集に用いる方法を決めま
す。その上で、リサーチ・クエスチョンを基にして、データ収集すべき内
容と項目を決めます。

　本書で取り上げるグラウンデッド・セオリー・アプローチ（以下、
GTA）では、複数の方法を使ってデータを収集することが推奨されてい
ますが、中心となるものはインタビューと観察です。道具は、明確な目的
をもって用いられるときにだけ威力を発揮します。データ収集と分析の技
術も同じです。

　基本的な**観察**と**インタビュー**の方法および、ゼミでのトレーニングの状
況は、前書（☞Ⅱ）を参照いただくことにして、本書ではそれらを踏まえ
て、実際の研究の場でどのような方策を用いるのかを紹介したいと思いま
す。まず、「1　よいデータとは」どういうものか、「2　よいデータを収集
するには」どうしたらよいのかを概説したあと、実際の研究の中で、「3
観察とインタビューを組み合わせたデータ収集」によって、どのような
データが収集できたのかを紹介したいと思います。

観察
Ⅱ:p.39-44
p.87-106
p.135-150
インタビュー
Ⅱ:p.35-39
p.77-86

1　よいデータとは

　はじめに伝えたいことは、どの研究法で分析するかによって、「よいデー
タ」が何かは異なるということです。本書で取り上げるGTAの場合には、
ある状況が異なる複数の状況に変化する際に、どのようなプロセスをたど
るのかを明らかにすることに関心があります。たくさんのプロセスを把握

することができれば、新しいデータを収集しても、いずれかのプロセスには当てはまるというレベルでの普遍性を確保することができるからです。プロセスは、分析の局面で概念（カテゴリー）同士の組み合わせによって作られるものですが、データ収集の段階でも、リサーチ・クエスチョンに沿って、異なる帰結に向かうプロセスを、1つひとつ、丁寧かつ正確にとらえようと意識することが重要です。

　ときに、研究をスタートしてから、研究法を学び始めようとする人がいますが、その研究法がどのような特徴をもち、何を目指しているのかがわからないのに、適切な研究計画を立てることはできないと思います。「よいデータ」が何を指すのかがわからなければ、データ収集の戦略が立たないのも、その理由の1つです。実際のデータ収集を始める前に、研究法に関して基本的な部分だけでも身につけておくことが必要です。

　ここでは、GTAにおける「よいデータ」がどういうものかを、(1)観察データと、(2)インタビューデータに分けて考えてみたいと思います。

（1）観察データ

　よい観察データの要件を表3-1にまとめました。観察法の強みは、研究協力者が相互作用の中で無意識でおこなっている言動を観察者の目を通してとらえ、新しい知見につなげることができる可能性がある点です。当然のことながら、まず、データを通してリサーチ・クエスチョンに対応した現象を示すことができていなくてはなりません。観察では、ある場面で登場人物たちが演じる社会的役割と相互作用を把握しようとするのですから、誰が読んでも状況が目に浮かぶようなデータであることは絶対条件です。そのうえで、現象全体を俯瞰する鳥の目と、細部に注目する虫の目の両方を使った観察がバランスよくなされ、場（人、物、環境、空間、時間の流れ、匂い、触覚、味）、登場人物の言動、口調や表情、そこで生じた相互作用、結果として生じたことが細かく記述されていることが重要です。

　以上にくわえて、GTAを用いて分析する予定であれば、登場人物の考え、判断、感情や気持ちの動きについて、観察者が解釈した事柄とその根

拠が十分に記載されていることも必須となります。これらに関する詳細なデータがないと、**プロパティとディメンション**（☞Ⅰ，Ⅱ）を十分に抽出できず、結果的に適切なカテゴリーを抽出し、現象をとらえることができないからです。

Ⅰ:p.4-5
p.50-56
p.161
Ⅱ:p.48-49

表3-1　よい観察データとは

(1)　リサーチ・クエスチョンに対応した現象が含まれている。
(2)　鳥の目と虫の目による観察がなされ、状況が目に浮かぶような記述になっている。
(3)　下記が網羅されている。 　　　場（人、物、環境、空間、時間の流れ、匂い、触覚、味） 　　　登場人物の言動、口調や表情 　　　相互作用 　　　結果として生じたこと
(4)　解釈した事柄（登場人物の考え、判断、感情や気持ちの動き）と、解釈の信憑性を確認できる根拠が示されている。

（2）インタビューデータ

　インタビューデータにおいても、リサーチ・クエスチョンに対応した現象が把握されていることは重要です。インタビューは語り手の経験を文章化するための聞き手と語り手との共同作業ですから、自然な流れの中でインタビューが進み、聞き手が語り手の話を受けて適切な質問を返し、リサーチ・クエスチョンに基づいて、必要なデータを収集するための舵取りがうまくできたものでなければ、よいデータとはいえません。当然、聞き手より語り手が話した量のほうが多く、総論的な話ではなく、具体的な考えや体験のデータが収集できていなくてはなりません。そうでなければ、プロパティとディメンションを十分に抽出できず、現象を適切にとらえることができなくなってしまいます。

　さらに、観察にも共通することですが、インタビュー前には想像できなかった事柄が、収集されたデータの中に含まれていることも不可欠です。

もしも、それがなければ、新しい知見が得られなかったということになってしまいます。

表3-2　よいインタビューデータとは

（1）リサーチ・クエスチョンに対応した現象が含まれている。

（2）自然な流れの中で、インタビューが進んでいる。

（3）語り手の話を受けて、適切な質問ができている。

（4）リサーチ・クエスチョンに基づいて、必要なデータを収集するための舵取りがうまくできている。

（5）聞き手より語り手が話した量が多い。

（6）総論的な話ではなく、具体的な話を聞くことができている。

（7）インタビュー前には想像できなかった内容が含まれている。

2　よいデータを収集するには

先に述べたように、データの良し悪しは、リサーチ・クエスチョンと用いる分析法に規定されるものです。ときに、下手の鉄砲式に、ともかく大量のデータを取ってくれば、よいデータが混ざっている可能性が高くなると誤解している人がいます。しかし、むやみに大量のデータを収集しても、それぞれのデータが的外れで、リサーチ・クエスチョンに対応した現象に関わるデータを細部まで収集できていなければ、結果的にデータ全体のクオリティが低くなってしまいます（データ収集項目の作り方が雑だと、よいデータを十分に収集することができません。そして、よいデータ収集項目を立てるには、よいリサーチ・クエスチョンを立てておくことが不可欠です）。

質的研究では、データ収集も分析も研究者自身が道具になっておこないます。機械と違って、人間がベストな状態でいることのできる時間には限りがあります。まず、観察をおこなう場合には、集中力を維持して、詳細な観察ができる時間には限界があります。リサーチ・クエスチョンを超えた広い範囲のデータを収集しようと欲張ったり、もう少し続けようと収集時間を延ばしたために集中力が低下してしまうと、大ざっぱなデータしか

収集できない可能性が高くなります。

　インタビューの場合にも、語り手、聞き手ともに集中できる時間は限られています。あれもこれもと質問すると、深みのない薄っぺらなデータになってしまいかねません。自分がベストな状態でいることのできる時間を意識しながら、リサーチ・クエスチョンに基づいて詳細なデータを集めるべきだと思います。

　観察、インタビューとも、いったんデータを収集したら、前章の表2-2（p.12）に示したように、「f. リサーチ・クエスチョンに対応したデータが収集されたか」という点から確認します。万が一、対応していなかったら、データ収集のやり方かリサーチ・クエスチョンを見直す必要があります。そのあと、今後、どのような人や事柄を対象に、どのようにデータ収集をおこなうかを検討します。これは、**理論的サンプリング**（☞Ⅰ，Ⅱ，Ⅲ）の一部です。

Ⅰ:p.106-111
Ⅱ:p.103-104
　 p.148-149
　 p.182-184
Ⅲ:p.104-108

　そして、分析に進み、分析が終わったら、再度、「h. リサーチ・クエスチョンに対応した現象が把握できたか」を確認し（前章の表2-2参照）、理論的サンプリングをおこない、データ収集後に今後の収集すべきデータとして考えたものと合わせて、次のデータ収集に活かします。

3　観察とインタビューを組み合わせたデータ収集

　前の章で説明したように、今回の研究ではテーマを「子どもがPICUに入室した両親の体験」とし、「① 両親は子どもがPICUに入室中にどのような体験をするのか。」「② 子どもがPICUに入室中の体験は両親に何をもたらすのか。」という2つのリサーチ・クエスチョンを立てました。

　この研究では、実際に両親がPICU（小児集中治療室）で体験する事柄と、それを両親自身がどのような体験をしたと感じているのかを複合的に把握したいと考えたので、まずPICUで観察をおこなったうえで、それを基にしたインタビューデータを収集しようとしました。観察によって場の相互作用を把握したうえで、インタビューでそのときに何を感じたり考えたり

したのかを質問し、さらに、きっかけをつかんでリサーチ・クエスチョンに対応した内容を掘り下げた話を聞くことができれば、リサーチ・クエスチョンに対応する現象を、より詳細に把握することができると考えたからです。

　具体的な手順を紹介します。まず、同意を得たうえで、両親がPICUで子どもや医療者と関わりながらどう過ごしているのかを観察しました。リサーチ・クエスチョンは、「① 両親は子どもがPICUに入室中にどのような体験をするのか」「② 子どもがPICUに入室中の体験は両親に何をもたらすのか」の2つですが、観察によって収集できるのは①だけです。

　研究のスタート時点では、「① 両親は子どもがPICUに入室中にどのような体験をするのか」を基にして、表3-3のOQ1～5にあげた観察項目を設定して観察に向かい、その日のフィールドの状況を見ながら、収集できる項目を選択して観察を始めました。なお、本書では、**観察項目にはOQ1、OQ2 ···、インタビュー項目にはIQ1、IQ2 ···** という番号をふりました[註]。

　本研究では大きめのリサーチ・クエスチョンを設定していることもあり、データ収集を始めた段階では、観察項目も大きめになっています。そのため、実際にデータ収集をする際には、場面に合わせてOQ1～OQ5のどれかを選んだうえで、場に合わせた調整が必要になることもありました。また、データ収集とデータ分析を繰り返す中で、修正されたり追加されたOQもあります。

　ここまでに書いたように、データ収集後と分析後には、リサーチ・クエスチョンを検討しますが、そのときにデータ収集項目についても検討し、必要があれば、修正したり、省いたり、追加したりします。リサーチ・クエスチョンと同じで、データ収集項目も必要に応じて洗練させるわけです。

　GTAでは相互作用によって生じる変化のプロセスをとらえようとする

[註] 当然ですが、観察項目ならびにインタビューの質問項目は、もとのリサーチ・クエスチョンである「① 両親は子どもがPICUに入室中にどのような体験をするのか」「② 子どもがPICUに入室中の体験は両親に何をもたらすのか」と対応しているはずです。

表3-3　データ収集開始時に立てた観察項目

研究テーマ	子どもがPICUに入室した両親の体験
リサーチ・クエスチョン	① 両親は子どもがPICUに入室中にどのような体験をするのか。 ② 子どもがPICUに入室中の体験は両親に何をもたらすのか。 （観察データでは、② は用いない）
データ収集開始時に立てた観察項目	OQ1：両親は子どものベッドサイドでどう過ごしているのか。 OQ2：子どもの病状説明の場で、両親と医療者はどのようなやりとりをおこなっているのか。 OQ3：子どもに処置やケアがおこなわれる場で、両親、医療者、子どもはどのようなやりとりをおこなっているのか。 OQ4：両親と子どもへの関わり方について、医療者間ではどのような検討がなされているのか。 OQ5：きょうだいが面会する場で、どのようなやりとりがおこなわれるのか。

（註：その日のフィールドの状況を見ながら、上記から観察できる項目を選択した。）

ので、表面に現れる言動だけでなく、言動を生じさせる基となった考え、判断、感情の動きに関わる情報までを、データとして把握する必要があります。これらは観察者という道具を通して解釈されながら収集されるものですから、データには、必ず観察者の解釈の根拠となった事柄を含め、後でその解釈が妥当かを確認できるようにしました。また、可能であれば、データに登場した両親や医療者に、解釈が適切であるかを、観察直後に確認しました。

　続いて、収集された観察データを文章にし、テクストを作ったあと、リサーチ・クエスチョンとの対応を確認しました。その後、分析をおこない、リサーチ・クエスチョンに対応した現象が把握されているかを確認しました。そして、問題がなければ、観察データの分析結果を基に、観察では収集できない、両親の気持ち、感情、評価、判断等についての項目を加えた質問項目（IQ）を考え、同じ両親にインタビューをおこなうというやり方で進めました。

　例えば、このあと紹介するBさんの観察では、その日の観察の場の状況に合わせて、表3-3にあげたOQ1～OQ5のうち「OQ2：子どもの病状説明の場で、両親と医療者はどのようなやりとりをおこなっているのか」についての観察データが収集されました。収集されたデータとリサーチ・ク

表3-4　観察データの分析結果を基にした質問項目例

観察された項目	OQ2：子どもの病状説明の場で、両親と医療者はどのようなやりとりをおこなっているのか。
観察データの分析結果を基にして立てた質問項目	IQ1：両親は、医療者とのやりとりをどう感じたのか。 IQ2：両親は、子どもの状態と治療をどう理解し、どう感じているのか。 IQ3：両親は、子どもの状態と治療を理解するために何をするのか。 IQ4：両親は、話を聞いたあと、誰にどうサポートしてもらったと感じているのか。

エスチョンとの対応を確認したあと、分析し、再度、リサーチ・クエスチョンとの対応を確認したあと、分析結果を基にして、表3-4のような質問項目を考えました。

　そして、インタビューでは、表3-4の質問項目を基にしながらも、両親の反応に合わせて、質問の順や内容を調整しながら、両親の印象に残るエピソードを具体的に語ってもらい、そこから話を広げていきました。その後、インタビューデータに関しても、データ収集時と分析時に、リサーチ・クエスチョンとの対応を確認し、さらに、分析した結果を基に、**理論的サンプリング**（☞I, II, III）をおこなって、今後データを収集すべき対象と、観察項目ならびにインタビュー項目を考えました。

I：p.106-109
II：p.103-104
　 p.148-149
　 p.182-184
III：p.104-108

　以上のように、観察とインタビューを組み合わせて、同じ両親から観察とインタビューのデータ両方を収集しようとしたわけですが、両方のデータ収集のタイミングが合わずそれが難しい場合には、観察だけ、またはインタビューだけをおこなって分析の対象にしました。

　くわえて、可能な限り、両親だけでなく、収集されたデータに関して両親に影響を与える病院の職員（医師、看護師、チャイルドライフスペシャリスト、病棟保育士）からもインタビューデータを収集して、1つの現象を異なる立場から見た複合的なデータを収集しようとしました。

　もしかすると、観察かインタビューのどちらかだけにできないのかと思う読者もおられるかもしれませんね。私もこれまで自分1人で研究をおこ

なっていたこともあり、インタビューが中心で、必要があるときだけ観察をおこなうというかたちのデータ収集をおこなっていました。今回は、観察をおこない、分析したあとでインタビューに行くという方法を原則にしたわけですが、観察を通して両親が面会時間を過ごすPICUの環境（人的、物理的）を知り、両親のまわりで日々生じていること、医療者との関わりによる相互作用を把握したうえでインタビューをおこなうほうが、話を深めやすくなると実感しました。

　観察データを分析したあとであれば、インタビューで何を収集したいのかという理論的サンプリングができているので、それに沿って話を掘り下げることができます。くわえて、観察された状況について両親に語ってもらい、両者が一致しているのか、違いがある場合には、なぜその齟齬が生じているのかも検討できます。

　さらに、自分が観察をおこなった場合には、観察中に言葉を交わす機会はなくても、対象となった両親と面識をもつことができます。例えば、両親が私のことを観察していた人だとわかっていれば、初対面で生じる緊張感が低くなり、インタビューのスタートがスムーズになります。また、もし私が観察者でなかったとしても、収集された観察データと収集者の話から情報を得ることができ、話の糸口がつかみやすくなります。このように、観察をおこなってからインタビューするというスタイルのデータ収集には多くの利点がありました。

　それでは、実際に収集したデータを紹介したいと思います。繰り返しになりますが、リサーチ・クエスチョンは、「① 両親は子どもがPICUに入室中にどのような体験をするのか」で、表3-3にあげたように、候補となる観察項目を5つ準備して西名君が観察に行きました。そして、その日のフィールドの状況に合わせて「OQ2：子どもの病状説明の場で、両親と医療者はどのようなやりとりをおこなっているのか」を基にしたデータ収集をおこないました。

観察データ　Aちゃん

概要：Aちゃん（1か月児）はPICUに入って23日目だった。少しずつ快方に向かっていたが、再度状態が悪化し不整脈が出現したため、面会に来た母親のBさんは、Aちゃんのベッドサイドで医師から4分ほどの説明を受けた。その日、Aちゃんを担当していたZ看護師（経験5年目）も同席した。

　冷静に医師の話を聞いていたBさんだが、医師が立ち去ったあと、説明の場に残ったZ看護師に「どうでしたか？」と声をかけられると、気持ちがゆるんだのか、涙を流しながら19分ほど話し込んでいた。これは医師の説明の4倍以上の時間に当たる。（以下には、BさんとZ看護師のやりとりの初めの5分ほどのデータだけを示した。）

14:43　　Z看護師が「どうでしたか？」と話しかけると、母親（Bさん）は、「ね。ちょっと、安心してきたところだったので」と普通のトーンながら、やや小さな声で、やや目じりを下げて微笑むような表情で話す。話し終わると同時に、目から涙が流れたので、うつむいてタオルを目元にあてる。Z看護師は、母親に向かって、やさしく穏やかな口調で「そうですよねぇ。」と受けとめ、同じ口調のまま「Aちゃん少しずつ動き始めて、午前中とかは、リハビリの先生も来て、・・・もしてくれてたんですけど・・・」と続ける。観察者の立ち位置が少し離れているために、声は断片的にしか聞こえないが、不整脈が起こる前のAちゃんは比較的調子がよかったことを伝えているようである。

14:46　　うつむいたまま小さく頷いていた母親は、タオルで涙を拭くと、顔をあげてZ看護師を見つめて、「うんうん」と小さな声で相槌をうち始める。Z看護師は、穏やかな口調のまま、母親が来る前のAちゃんの様子を話している。母親は、Z看護師の話を聞きながら、時折、Aちゃんの方に視線を向けて、Aちゃんの頭を撫でている。

　　　　　（後略）

以上から始まる観察データ全体を読み、まず、リサーチ・クエスチョンである「① 両親は子どもがPICUに入室中にどのような体験をするのか」に対応したデータが収集されていることを確認しました。その後、分析して、対応する現象が把握できていることも確認しました。

　そのうえで、表3-4にあげた質問項目、IQ1〜IQ4を中心にインタビューをおこなおうと考えました。母親Bさんとのインタビューは、PICU内にある8畳ほどの面談室でおこないました。Aちゃんが心配でなかなか離れることができず、面談室に10分ほど遅れて現れたBさんは、Aちゃんの状態が悪いこともあってか、大変緊張した硬い表情で、なかなか話に乗れない感じでした。そこで、観察について「昨日は、先生から病状の説明があったようですね。どうでしたか？」と問うと、「はい、ようやく良くなってきたとホッとしたばかりだったので、つらかったです」と、流れ始めた涙をハンカチで拭いながら、医師から聞いたAちゃんの病状と治療について話されました。その内容は、前日の観察内容と一致しており、BさんがAちゃんの状態を十分に理解なさっていることがわかりました。

　「先生の説明のあと、Z看護師さんと話しておられたみたいですけど」と問いかけたところ、次のような回答が返ってきました。

> 昨日は、結構自分も気持ちが落ち着かなくって、結構一人であの場所にいて悲しくなったりなんだりはしてたんですけど、でも、Zさんにいていただいて、そばにいていただいて、ポッと話が聞けて、それをちゃんと返していただいてよかったなあって思います。

　母親は、Z看護師から「そばにいていただいて」「ちゃんと返していただいて」という援助をしてもらったと感じており、これは観察された状況とも一致していました。そこで、「先生からの説明についてはどうでしょうか？」と尋ねると、

うんと、聞き逃したこととか、そんときに聞けなかったこととかZ（看護師）さんが。あと、昨日みたいに、前日まで調子良くて、突然カクンと落ちてみたいなときは、先生の話はそのときは一生懸命聞いているんですけど、やっぱり容体が急変したっていうことがガツンと来て、大体の流れは先生から聞いて、今こんな様子だっていうのはわかるんですけど、その後にいろいろ思い返してみて、あれ？何時ごろ不整脈出たんだったかな？どうだったかな？って思ったときに、看護師さんに「いつからって言ってましたっけ？」とかって聞き直すのに、やっぱりそばにいて一緒に聞いてもらってたほうが何か確認するときとかに、やっぱり話を共有できてていいなっていうふうに思って。（中略）やっぱり毎日会ってる看護師さんとの信頼関係築いてこれてるので、<u>何かあったときにやっぱり看護師さんのほうが。</u>

　母親は、聞き逃しや質問のもれ、気持ちが動転して忘れてしまったことを、看護師に補完してもらっていると感じているようです。そして、「何かあったときにやっぱり看護師さんのほうが」とも話しています。「ほうが」で看護師と比較されているのは医師のようなので、続いて、母親から見て医師、看護師との関係がどう異なるのか、それぞれから何を援助してもらっていると感じているのかについて話してもらいました。

　いかがでしょうか？　医師から悪い話を聞いたあと、看護師がサポートしていたこととその内容が観察データを通してあらかじめわかっていたことで、話の焦点が定めやすくなっています。また、母親側から見た体験と観察された事柄にズレがないかを確認することができ、母親から見た医療者との関係の話にまで進むことができたわけです。今回はありませんでしたが、もし、観察された事柄と母親の話にズレがあれば、なぜそれが生じているのかについての話も聞くことができるので、さらにおもしろいデータになる可能性が高いと思います。

以上、本書で紹介する研究で用いた、観察とインタビューを組み合わせたデータ収集について説明しました。続く4章、5章では、私たちが現在おこなっている研究の、「① 両親は子どもがPICUに入室中にどのような体験をするのか。② 子どもがPICUに入室中の体験は両親に何をもたらすのか」というリサーチ・クエスチョンを基に、観察法とインタビュー法を用いてどうデータ収集をおこなったのかを見ていただきたいと思います。4章で「観察法を用いたデータ収集」を岩田君と西名君が説明します。その後、私が5章で、「インタビュー法を用いたデータ収集」について説明します。

　なお、この研究では、観察とインタビューが1つ終わるごとに分析し、カテゴリー関連図を描いたあと、これまでに分析した同じ現象のカテゴリー関連統合図と一緒にして、分析結果をつみ上げていきました（☞Ⅱの p.45、図3-1と同じ方法です）。

Ⅱ:p.44-46

4章　観察法を用いたデータ収集

　データ収集を開始する前の準備、データ収集の実際ともに、**リサーチ・クエスチョンとそれに基づく観察項目を意識して**おこなうことが重要であり、それがリサーチ・クエスチョンに答えるよい観察データを収集できることにつながります（☞Ⅱ）。ここでは、「子どもが小児集中治療室 Ⅱ:p.39-41（PICU）に入室した両親の体験」というテーマでおこなったフィールドワークの実例をあげながら、観察法を用いたデータ収集をどのようにおこなっているのかについて、「1　データ収集を開始する前の準備」、「2　データ収集の実際」の順に説明します。なお、この研究のリサーチ・クエスチョンとそれに基づいて設定した観察項目は、表3-3（p.27）をご参照ください。

1　データ収集を開始する前の準備

　観察データを収集するためには、観察者自身が道具となり、リサーチ・クエスチョンとそれに基づいた観察項目に沿って観察する場面を選択し、焦点を定める必要があります。しかし、その前段階として、じつは、観察したい場面に立ち会うための準備を入念におこなっておくことが重要です。ここでは、データ収集を開始する前の準備として、(1)環境の把握、(2)観察場面に関する情報収集、の順に説明します。この、(1)、(2)の作業は、フィールドワークを開始してすぐにおこないます。また、(1)、(2)とは別に、(3)共同研究における役割分担、を円滑におこなうことも重要です。

（1）環境の把握

　フィールドに入ったら、① フィールド全体の把握、② 観察をおこなう場所の検討、をできるだけ早くおこないます。環境を把握する中で、リサーチ・クエスチョンとそれに基づいた観察項目に照らし合わせるとその環境は対象者にどのような影響を与えうるのか、そして、その場で観察者としてどのように振る舞うことが望ましいのかを検討します。さらに、物理的な環境の把握にとどまらず、③ 人的環境の把握、④ 場に馴染む、という準備をおこないます。

① フィールド全体の把握

　環境は、大きな環境から徐々に小さな環境へと範囲を狭めて把握します。フィールドワークをおこなった施設を例に、私（岩田）がどのような視点でどのような情報を、どう把握したのかということを説明します。

　私がおこなったフィールドワークにおいて一番大きな環境は、病院全体ということになります。私は、その病院が地域の中でどういう機能を果たしているのか、どのような子どもが入院してくるのかという情報を把握しました。

　例えば、私がフィールドワークをおこなった病院は、広範囲の地域を対象に高度な医療を提供するための機能をもつ施設でした。自宅が遠方の子どもが入院することも多く、病院の近くに家族が宿泊するための施設があって、母親が連日子どもに面会するために自宅を離れて、一人でその施設に宿泊していることも珍しくありません。子どもが重症な状態の中、毎日自宅に帰って家族と話すことができるのと、家族と離れて慣れない場所で生活しながら毎日子どもの面会に通うのとでは、母親の体験は異なるはずです。

　このような情報は、研究の対象となる、PICUに入院する子どもと両親の背景を理解するために有用でした。病院全体の環境について、すべてを網羅する必要はありませんが、リサーチ・クエスチョンに照らし合わせて、

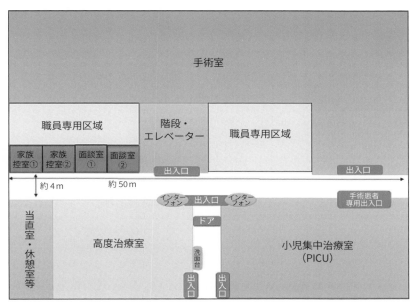

図4-1　フィールドのフロアマップ

フィールド全体の特徴を把握しておくことが必要だと思います。

　次に大きな環境は、PICUのあるフロアです。この研究のリサーチ・クエスチョンは「① 両親は子どもがPICUに入室中にどのような体験をするのか。」「② 子どもがPICU入室中の体験は両親に何をもたらすのか。」というものなので[註]、PICUと同じフロアにはどのような病棟があるのかという建物内の地図をただ把握するのではなく、対象者である両親にとってどのような環境なのかという視点で把握しました。図4-1は、フィールドワークをおこなったPICUがある階のフロアマップです。

　フィールドワークをおこなったPICU以外に、同じフロアには、手術室やPICUで治療を受け軽快した子どもが入室する高度治療室がありました。手術室や集中治療系の病棟だけがあるフロアのため、外来のように両親が待つためのソファもなく、閑散としていました。同じ施設内の一般病棟の

[註] 観察法で収集できるデータは①に対応するもののみです。

あるフロアや外来には、子どもが安心できるように壁にカラフルな装飾が施されていましたが、このフロアの壁は白一色で無機質な印象を受けました。

　さらに、両親のための設備としてフロア内に何があるのかを見てみると、フロアの廊下の一角に、家族控室が2室ありました。PICUと高度治療室それぞれの病棟内には家族だけで利用できる部屋はないので、同じフロアの病棟間で調整しながら共用していました。限られた設備を2つの病棟で共用していますから、家族控室は長時間手術の子どもの両親や、状態が悪い子どもの両親が一時的に宿泊する際に限って使用され、ほとんどの両親にとって、フロア内に落ち着いて待機できる環境がないことがわかりました。

　最後に、子どもの面会に来た両親がPICUに入るまでの経路を考えると、安全対策のためにPICUの出入口のドアはオートロックがかけられている状態のため、両親はPICUに入る前に、まずPICUの出入口付近にあるインターフォンを押し、看護師の対応を待つ必要があることがわかりました。インターフォンが押されると、PICUの看護師が子どもの状況を確認し、両親が面会可能であるかどうかを判断します。面会が可能である場合には、看護師がインターフォン越しに両親の体調チェックをおこなったあとに、ドアのロックを解除します。両親は、ドアを2つくぐってPICU前の廊下にある洗面台で手を洗ってからPICUに入室し、自分の子どもがいる病室へと向かうことができます。くわえて、入室時にはマスクの着用が義務づけられ、感染予防対策をおこなってから入室していました。

　このように、両親にとってどのような環境なのか、両親はフロア内でどのように過ごすのかという視点からPICUのあるフロアの環境を把握していくと、両親が、閑散として無機質な、非日常的な環境を通ってPICUへと向かい、いくつもの手順を踏んでようやく子どもに会えるという体験をしている可能性があること、ひとたびPICUの外に出ると、外来か病院の外に出なければ、両親にとって落ち着ける環境がないことが見えてきました。

　次に説明する「② 観察をおこなう場所の検討」も含めて、環境を把握

する際に気をつけたいのは、もともと観察者がフィールドのことをよく知っている場合には、ここまでに書いたようなことを当たり前のものとして見過ごしてしまうかもしれないということです。私もPICUで看護師として働いていた経験があり、PICUのような集中治療系の病棟があるフロアが無機質であることや、面会する家族の感染チェックを徹底することは当然のことと考えていました。しかし、両親にとってどのような環境かという視点で環境を把握することにより、PICUの外で両親がどのような体験をしている可能性があるのかを知ることにつながりました。これらの情報は、観察場面での両親の言動を解釈する材料として役立つものです。そのため、実際に観察をおこなう場所の外にあるものも含めて、環境を広く把握することは、データ収集を始める前の準備として、おろそかにすることができない作業です。

② 観察をおこなう場所の検討

　フィールド全体の環境を把握したら、次は実際に観察をおこなう場所について検討します。今回の研究では、観察をおこなう場所はPICUという病棟です。観察をおこなう場所を検討する際には、リサーチ・クエスチョンに基づいて設定した観察項目を踏まえて、その場所がどういう環境で、観察者はどこから何を観察することができるのかということにくわえ、観察したい場面を逃さないために、観察者はどのように動くべきかという視点で見ることが重要です。そして、フィールド全体の把握と同じく、対象者からはどのような環境に見えるのかという視点でも環境を把握します。

　図4-2と図4-3は、異なる施設のPICUの環境を模式図にしたものです。ここでは、2つのPICUを例に、どのような違いがあったのかを説明します。なお、図中にあるオープンフロアとは、開閉可能なカーテンだけで仕切られた病床のことを意味しています。

　まず、病棟の内部に、何がどのような配置であるのかという病棟全体の環境を確認します。2つの図に共通するのは、当然ながら病床があることや、スタッフステーション（医療者が事務作業やカンファレンスをおこなう場所）があることです。その他に、点滴・調乳室や器材庫があることも

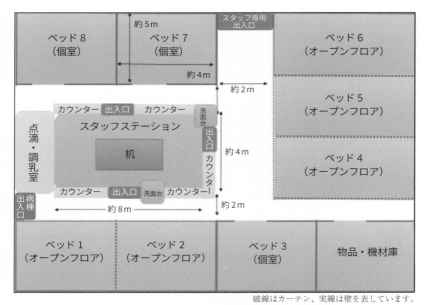

図中の文字：

ベッド8（個室）　約5m　ベッド7（個室）　スタッフ専用出入口　ベッド6（オープンフロア）

約4m　約2m

ベッド5（オープンフロア）

点滴・調乳室　カウンター　出入口　カウンター　洗面台　スタッフステーション　出入口　机　カウンター　約4m

ベッド4（オープンフロア）

病棟出入口　カウンター　出入口　洗面台　カウンター　約2m

約8m

ベッド1（オープンフロア）　ベッド2（オープンフロア）　ベッド3（個室）　物品・機材庫

破線はカーテン、実線は壁を表しています。

図4-2　PICUの環境の例1

共通しています。しかし、それぞれ、全病床数や、個室とオープンフロアの病床の数が違いますし、病床やスタッフステーションなどの配置も異なっています。

　今回の研究では、PICUに入院した子どもの面会に来た両親と医療者とのやりとりを見たいので、PICUの内部でも特に、入院している子どものベッドサイドが観察をおこなう場所になりますが、常にベッドサイドに居続けることは不可能です。観察者が常にベッドサイドにいると、そこで働く人の邪魔になったり、対象者が気疲れしてしまい心理的負担になりかねません。観察者自身にとっても、緊張が続き集中力を保つことが難しい状況となります。そこで、先に把握した病棟全体の環境を踏まえて、ある程度離れたところから、ベッドサイドの状況を確認しながら待機できる場所を確保しておくことが必要になります。

　図4-2のPICUでは、スタッフステーションを取り囲むようにベッドが配置されており、スタッフステーションにいれば、概ねすべてのベッドで

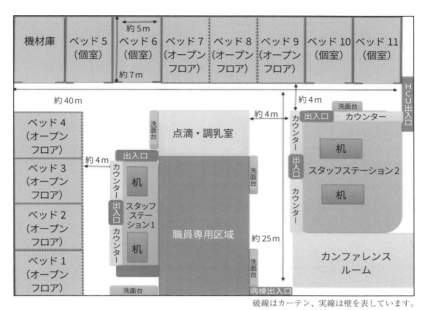

破線はカーテン、実線は壁を表しています。

図4-3　PICUの環境の例2

どのようなことが起こっているのかを把握することが可能だと考えました。また、観察者がスタッフステーションにいれば、各ベッドサイドで働いている病棟のスタッフからも観察者の存在を確認しやすく、予想外のタイミングで観察したい場面が生じた場合にもすぐに教えてもらいやすいため、観察をおこなうとき以外は、なるべくスタッフステーションにとどまるようにするとよいと考えました。

　ところが、図4-3のPICUではユニット全体が図4-2のPICUに比べて広く、L字型にベッドが配置されていて、スタッフステーションも2つに分かれていました。すると、対象となる両親の子どもがベッド1～4のどれかに入院していると、スタッフステーション1からはベッド1～4のベッドサイドで生じていることを把握できますが、スタッフステーション2からは把握できません。通常、複数組の両親と子どもに研究に協力してもらうので、その日の状況に合わせて、観察すべき対象と場面を選ばなければなりません。対象と場面を選択するためには、観察者自身がアンテナを

張ってベッドサイドの状況を把握する必要があります。そのため、図4-3のようにそれぞれの子どものベッド位置が離れていると、1つの地点からすべてのベッドサイドの状況を把握できないので、待機するときには1つの場所にとどまらないようにしました。事前に、対象者に計画されているその日の予定を把握したうえで自分自身の行動計画を立て、2つのスタッフステーションをある程度の時間間隔で行ったり来たりして、ベッドサイドの状況を確認しました。私が広いPICUの中を動きまわるために、私の所在が病棟のスタッフにわかりづらいので、病棟のスタッフへ積極的に声をかけて、自分の行動予定を伝えたり、観察のチャンスを逃さないように情報収集をして計画を修正しながら動く必要もありました。このように、観察したい場面を見逃さないためには、環境の特性に合わせて、観察者がどのように行動すればよいのかを考えることが重要です。

　病棟全体の環境を把握して、観察したい場面を見逃さないための動き方を検討したら、主に観察をおこなう場所である、ベッドサイドの環境を把握します。図4-4にベッドサイドの見取り図を示しました。ここでは、どのようなものが、どのくらいの位置関係で配置されているのか、どの場所にどのくらいのスペースがあるのかを把握します。そして、実際に自分でその場に立ってみて、どの位置から何を観察することができるのか、その場のやりとりの見やすさや聞きやすさはどの程度か、という具体的な条件も含めて把握します。見やすさや聞こえやすさに関わる情報とは、例えば室内の明るさや物品の配置、騒音や異常を知らせるアラーム音などです。

　PICUのベッドサイドには、子どもの状態によって様々な医療機器が配置されていました。この病院では、図4-4のように、モニター・吸引のための配管が天井からぶら下がるように設置されていて、必ずベッドに対して左上の位置（子どもから見ると右上）にありました。そのため、スペースの都合により呼吸器はベッドに対して右上（子どもから見ると左上）に配置されていました。その他、医療者が診療録を閲覧・記録するための電子カルテが設置されたラックや、薬品・処置物品が保管されているカートが置かれていました。すべてのベッドサイドを見てまわると、このPICUではどのベッドも統一した配置になっていることがわかったので、これら

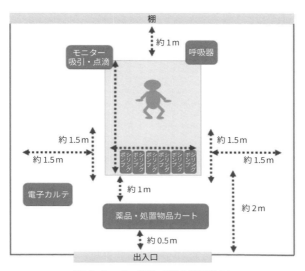

棚

約1m

モニター
吸引・点滴

呼吸器

約1.5m

約1.5m

約1.5m

約1.5m

ボンシリアング
シリンジポンプ
シリンジポンプ
ボンシリアング
シリンジポンプ
シリンジポンプ

電子カルテ

約1m

約2m

薬品・処置物品カート

約0.5m

出入口

図4-4　ベッドサイドの見取り図

の物品がどのような位置関係にあるのかを確認したうえで、よいデータを
収集することができる立ち位置を検討しました。

　立ち位置を検討する際には、どの位置からどのようなことを見ることが
できるか、ベッドサイドでのやりとりの聞き取りやすさはどうかというこ
とにくわえて、観察者の存在がその場のやりとりに与える影響を考慮し、
それぞれの位置で対象者とどのくらいの距離になるのか、あるいは対象者
の視野に観察者がどの程度入りそうなのかについても考えます[註]。例え
ば、子どもの面会にきた両親と医療者がベッドを挟んで会話をする場面を
観察したい場合には、両者の会話内容だけでなく、表情も観察するために
できるだけ近い位置で観察したいので、ベッドと薬品・処置物品のカート
の間に立ってみて、会話の聞き取りやすさや表情の見やすさ、観察者と対
象者の間はどのくらいの距離感覚になるのだろうかと考えます。しかし、
その位置ばかりで観察できるわけではないので、ちょっと離れて、例えば

[註] 詳細は「2 データ収集の実際：(3) どの位置から見るか」p.61-67を参照してくだ
　　さい。

薬品・処置物品カートと出入口の間のスペースではどのくらいに見えやすさ、聞き取りやすさが変わるのかなどを確認します。実際に観察データを収集する際には、そのときの状況にあわせて適切な立ち位置を選択しなくてはならないので、あらかじめ観察時の立ち位置をいくつか検討しておくことがとても重要です。

③ 人的環境の把握

　ここまで環境の物理的な側面の把握について説明してきましたが、データ収集を開始する前の準備では、人的環境についても把握します。人的環境に関する情報は、観察場面での登場人物の言動を解釈するときに役立つ有用な情報のひとつです。

　人的環境に関する情報とは、観察をおこなう場所で生じる様々な出来事に、日常的に関わっている人々に関するものです。普段、どのような人がどのくらいの人数いる場所なのか、その場所にいる目的や担う役割はどうかといったことを確認します。くわえて、その場所に関わる人々に共通した行動や決まり事はどうかという、集団の中の規則や組織文化的な背景に関する情報も把握します。

　本書で紹介している研究は、PICUという医療現場でおこなっていますから、日々そこで働いている医師や看護師に関する情報がこれにあたります。例えば、それぞれの勤務帯の医師や看護師の人数、一人の医師や看護師が担当する患者の人数、医師・看護師の勤務が交代勤務制か当直制か、などの情報を収集しました。また、共通する行動や決まり事に関しては、後述する「(2)観察場面に関する情報収集」(p.46)であげている業務の流れと関連させながら、医師や看護師にはどのような行動規則があるのか、チームとして働く際に誰がどの役割をとるのか、その役割の取り方がどのように決められているのかということを把握しました。

　医師や看護師内での立場や役割が、直接的に両親との関わりに影響を及ぼすことは理解しやすいかと思います。例えば、医師であっても管理医や指導医と呼ばれる上席の立場である医師と研修医とでは、両親に伝える内容が異なっていました。日常的な治療の状況に関する説明であれば研修医

も対応できますが、大きな治療上の意思決定が必要な場面などで、重要な情報を両親に伝えなくてはいけない場合には、必ず上席の医師が対応していました。どの医師が、どの役割をとるのかがあらかじめ把握できていれば、重要なやりとりがおこなわれる場面をとらえやすくなります。

　ところで、本研究のテーマと、医師や看護師の人数、または勤務体制に関わる情報はそれほど関係がないように思う方もいるかもしれません。では、なぜ勤務体制のような情報までをも把握したかというと、勤務体制によって、医療者が両親と関わる時間的な余裕が異なりますし、忙しさや心身の疲労の程度は、少なからず医療者のパフォーマンスに影響を及ぼすと考えたからです。両親と医療者が関わる場面を観察し、両親と医療者との間で生じている相互作用を明らかにするためには、その背景となる両親と関わる医療者がどのような労働環境の中で働いているのかを把握しておく必要があると考えました。以上のように、リサーチ・クエスチョンとそれに基づく観察項目を踏まえて、人的環境に関しても、対象者および観察場面の背景となる情報を集めておくことが大切だと思います。

④ 場に馴染む

　データ収集を始める前の準備として、場に馴染むことは重要です。最初のうち、観察者は明らかに部外者であり、フィールドにいる人が、観察者に働きぶりを評価されているように感じたり、観察者のことを自分たちの日常を脅かす存在であるように感じる可能性があります。研究に関係する用件があるときばかりではなく、些細なことでも積極的に関わりをもつことで、観察者のことを知ってもらいながら、徐々にでも場に馴染むことができるように努力します。日常的な挨拶を心がけることは当然ながら、ちょっとした雑談をしたりすることも関係づくりにつながります。そして、観察が終わった後には、積極的に観察中の出来事について確認のためのインタビューをおこない、相手やその場に対して関心があることを示すことも関係づくりの一端を担います。

　実際に観察をおこなう際には、観察に協力してくれる人には観察者のことを意識せず、普段通りに行動してもらうことが望ましいです。つまり、

フィールドの人たちとよい関係をつくり、場に馴染んでいくことは、よい観察データの収集につながる大切な準備のひとつです。

　また、観察者自身にとっても、見知らぬフィールドでの活動は、普段とは異なる緊張感を伴うものです。場に馴染むことができれば、観察者自身もフィールドに慣れ、適度にリラックスした状態で観察をおこなうことができます。観察という行為は、観察者自身が道具となっておこなうものであるため、道具としての自分の状態を整えるという点でも、フィールドの人たちと関係をつくり、場に馴染むことは重要だと思います。

（2）観察場面に関する情報収集

　データ収集を開始する前の準備として最も重要なのが、観察場面に関する情報収集です。観察したい場面に確実に立ち会うために、どのようなときにその場面が生じやすいのかという予測を立てて、その場面に関する情報収集をおこなうことが重要です。以下、① 情報収集の実際、について説明したあと、② 情報収集をして観察したデータの一例、をお示しします。

① 情報収集の実際
　まず、観察したい場面が生じやすい時間帯を検討します。基本となる情報は、フィールドの一日の流れに関する情報です。病院のように日課や業務の流れが明確に決められているフィールドもあれば、そうではないフィールドもあると思います。それでも、観察しようとする場面が生じやすい時間帯、もしくは生じにくい時間帯というものはあると思います。ここでは、私がフィールドワークをおこなったPICUで主に働いていた集中治療科の医師と、PICUに所属する看護師の業務の流れの一部を、表4-1に示します。

　このような業務の流れがあらかじめ組織によって定められていて、資料化されている場合には、それを閲覧させてもらうとよいでしょうし、ないような場合には自ら作成をします。どうしてこのような表や資料を作成するかというと、観察したい場面が生じやすい時間帯や、観察に必要な情報

表4-1　PICUの業務の流れの一部

時間	医師	看護師
07:00	診療科合同カンファレンス	
07:30		
08:00		夜勤帯から日勤帯への申し送り
08:30		日勤帯看護師によるミーティング
09:00	• リーダー医師とリーダー看護師によるカンファレンス（全患児の情報共有） • 各担当患者の医師と看護師によるベッドサイドでのカンファレンス	
09:30		
10:00	午前の面会時間に合わせた両親への対応	
10:30		
11:00		
11:30		
12:00		
12:30		
13:00		

を収集しやすい時間帯を把握し、観察当日に観察者がどう動くべきなのか
を検討するためです。

　例えば、リサーチ・クエスチョンに基づいた観察項目である「OQ1：両
親は子どものベッドサイドでどう過ごしているのか」や「OQ2：子どもの
病状説明の場で、両親と医療者はどのようなやりとりをおこなっているの
か」に関わる場面は、PICUに両親が面会に来ている時間帯に生じること
がほとんどです。この施設では、表4-1のように、午前中の面会時間は
10:00～13:00に設定されていました。したがって、この時間帯にはPICU
に滞在し、観察したい場面に立ち会えるようにする必要がありました。

　さらに、観察当日には、その日にどのような場面が実際に起こりそうな
のかを予測します。例えば、直近で子どもの病状に変化があった場合や、
両親の面会前におこなわれる医療処置や検査があるということが把握でき
た場合には、その日に医療者が両親へどのような話をする可能性があるの

か予測を立てることができます。予測を立てることで、データ収集の機会を逃さないことにくわえて、複数の子どもの両親から観察の許可を得ている場合には、優先順位をつけて、より観察したい場面を選択することにもつながります。

　それでは、どうやって必要な情報を収集すればよいでしょうか。情報を収集する方法は、フィールドによって様々だと思いますが、ここでは、私が実際にどのように情報収集をしたのかについて説明したいと思います。

　まず、対象となる両親や子どもに関する情報が、医療者の間でいつ、どこの場で、どのように共有されているのかについて把握しました。表4-1にある診療科合同カンファレンスや種々のミーティングの時間が、これにあたります。

　そこで、観察場面に関する情報を収集するために、朝7時からの診療科合同カンファレンスや、9時からのリーダー医師とリーダー看護師のミーティングに参加したほうがよいと考えました。診療科合同カンファレンスでは、子どもの病状に関する情報だけではなく、両親が面会に来たときにどのような話をする予定かという情報が得られることもありました。この情報は、観察当日に、どの対象者のところで、どのような場面を観察できる可能性があるのかという予測を絞り込むのに役立ちます。

　8時30分からの看護師間のミーティングや、9時ごろから担当患者ごとにおこなわれるベッドサイド・カンファレンスへの参加は、さらに詳細な情報が把握できる機会となりました。くわえて、観察対象となる可能性のある医療者にあらかじめ挨拶をして、観察させてもらう予定であることを伝えておくことで、実際に観察したい場面が生じた際に、より円滑に観察に入ることができました。以上のように、私は、PICUの業務の流れの中で、観察場面に関する情報がいつどこでやりとりされているのかを把握し、観察場面に関する情報収集をおこないました。

② 情報収集して観察したデータの一例

　ここで、実際に予測を立てて、情報収集をしたあとにデータを収集した一例を紹介したいと思います。手術後X日のAちゃん（0歳）に母親が面

会するときの様子を観察したときのことです。

　ある日の朝、私がPICUに行くと、フィールドの共同研究者から、事前に研究協力の同意を得ていたAちゃんが、数日前までは術後の経過がよく、もう少ししたら一般病棟に移ることもできそうな状態だったものの、ここ数日で徐々に心臓の動きが悪くなってしまい、経過を注意して観察している状況にあり、母親も毎日面会に来ているという情報をもらいました。

　その情報を基に、Aちゃんの母親の面会時には、子どもの状態が悪化している状況での医療者と母親のやりとりを観察することができるだろうと予測を立てました。つまり、「OQ2：子どもの病状説明の場で、両親と医療者はどのようなやりとりをおこなっているのか」という観察項目に対応したデータが収集できるかもしれないと考えたということです。

　そこで、追加の情報収集をおこなうために、まず、7時からの診療科合同カンファレンスに参加しました。カンファレンスでは、心臓の動きが悪いことで呼吸状態も悪くなってきているので、呼吸を補助するための機器（顔を覆うマスクを装着して使用するもの）の使用が検討されていましたが、その時点では結論は出さずに経過を見ることになりました。さらに情報を得るために看護師のミーティングや医師と看護師のベッドサイド・カンファレンスに参加していると、9時の時点で呼吸を補助するための機器を装着する方針が決まり、午前中の間に機器の装着と、全身状態をモニタリングするための動脈内に留置するカテーテルや膀胱留置カテーテルも挿入する予定になったことが把握できました。また、その日のAちゃんの担当医師と看護師の会話から、「母親は毎日面会にも来て、医療者からの説明も聞いているし、子どもの状態をよく理解しているようだ」と医療者がとらえていることがわかりました。以上が、データ収集をする前におこなった観察場面に関する情報収集です。（このカンファレンス中の医療者同士のやりとりは、「OQ4：医療者は、両親と子どもへの関わり方について、どのようなやりとりをおこなっているのか」という観察項目に対応する場面ではありますが、ここではその詳細は割愛します。）

　以下は、その後のデータ収集の様子です。10時の面会開始時間になっても、Aちゃんのベッドサイドでは呼吸を補助する機器の装着やカテーテ

ルを留置する処置の最中で、処置が終わるよりも早く母親が面会に来たため、母親はPICUの外で待つことになりました。そこで、まずベッドサイドで処置中の医療者がどのように母親に対応するのかを見たうえで、処置後に母親が入ってきたときの母親の様子と医療者の対応を観察しようと考えました。

　医療者にとって、Aちゃんにおこなった処置は比較的侵襲の小さいもので、日常的なものでした。くわえて、Aちゃんの状態の悪化は急激なものではなく、前日までにも説明をしているので母親も状況を理解できていると医療者はとらえているようでした。結果的に、母親が面会に来たことを伝えられた際、処置中の医療者たちは、おこなっている処置の内容について母親に説明するのは処置が終わってからでよいと判断した様子で、母親のところへ説明に行くことはありませんでした。母親は、インターフォン越しに「処置中なのでお待ちください」と伝えられたまま、詳細な理由がわからずに、30分程度待たされました。

　処置が終わって母親がPICUに入ってきたとき、処置をおこなっていた医師、看護師ともに別の業務でいったんベッドサイドを離れており、すぐに母親に対応しませんでした。Aちゃんのベッドサイドへ一人で近づいた母親は、Aちゃんを見て驚いた表情で立ち尽くしたあと、涙を流し始め、新たな医療機器が装着された子どもの姿にショックを受けているように見えました。

　この例では、観察したい場面が生じることを予測して立ち会うことができたことにくわえて、事前に収集した情報によって、医療者がとらえている母親の理解度と実際の母親の反応のギャップを観察することができました。このように、ただ観察したい場面が起こりそうな時間帯に立ち会うだけでなく、あらかじめ情報収集をおこなうことで、観察中に起きた出来事に対する解釈がより正確になる可能性が高くなり、よいデータを収集することにつながると思います。

（3）共同研究における役割分担

　円滑なデータ収集は、観察者だけが十分な準備をすればできるというものではありません。同じ問題意識をもつフィールドの人に共同研究者になってもらい、それぞれに役割を分担することが大切です。今回の研究では、PICUで働く医師、専門看護師や認定看護師、看護管理者に共同研究者になってもらいました。「2　データ収集の実際」（p.52）で後述するように、観察法を用いたデータ収集においては、バイアスをかかりにくくして観察したり、分析的な視点をもちながらデータを収集・記述するという技術が必要であり、トレーニングなしによいデータ収集をすることはできません。そのため、実際のデータ収集は、トレーニングを受けている研究者または大学院生がおこないました。

　一方で、研究者や大学院生は、そのフィールドのことに精通しているわけではなく、ずっとフィールドに滞在しているわけではないので、適切な対象者の選定が難しかったり、両親に連絡できる機会が少ないという問題があります。そこで、現場に精通している人に共同研究者となってもらい、観察の対象となりえる候補者を選定していただき、研究の概要を説明するとともに、研究者が直接研究の説明に伺ってもよいか、候補者に確認をしてもらいました。また、私がフィールドに入る際のオリエンテーションや、そこで働く他の人たちへの紹介、観察したい場面に立ち会うための調整など、担ってもらった役割は多岐にわたりました。

　部外者である観察者がフィールドに入って観察をおこなううえで、共同研究者の存在は極めて重要です。まず、そもそもフィールドから研究の許可を得ること自体難しい場合が多いと思います。特に、本研究をおこなったフィールドである病院は、患者家族の保護のために研究実施に対して厳しい制約があります。研究に協力してくれる施設を獲得するために、まず共同研究者の候補となってくれそうな人たちにインタビューのお願いをして、PICUでの家族ケアについて話してもらいながら、研究に関心をもってくれそうな人を探し、協力を依頼しました。そして、依頼を引き受けて

共同研究者となってもらえたら、病院管理者への交渉や病院への倫理審査の申請手続きの確認などを担ってもらい、ようやくフィールドワークを実施することができました。

　また、共同研究者とは、同じ課題意識を共有している仲間として、フィールド以外でも関係を築こうとしています。例えば、他施設での家族ケアについて情報収集・共有する場がないという話を複数の共同研究者から伺ったため、共同でワークショップを開いて各施設の状況について情報共有と意見交換の機会をつくったり、複数の施設の状況についてとりまとめた情報をPICUで働く医療者が多く集まる研究会で発表したりしました。論文執筆の際には、現場の視点からの意見をもらい、共著者となってもらうようにしました。こうしたフォーマルな関係づくり以外にも、お互いの都合がつくときには会食をして、ざっくばらんに意見交換をしたりもしています。このように様々なかたちでの共同研究者とのやりとりの中で、関係を築きながら、一緒によい研究結果を作り上げることが理想的ではないかと思います。

　ここでは、データ収集を開始する前の準備として、環境の把握、観察場面に関する情報収集、共同研究における役割分担について述べてきました。これらの準備は、よいデータを収集し、そのデータを適切に解釈することにつながる重要な作業であり、データ収集の一部であると考えています。観察者自身が道具となってデータを収集するように、この準備の段階も、観察者が道具となってデータ収集をおこなうフィールドを開墾していく作業だと思います。

2　データ収集の実際

　データ収集を開始する準備が整ったら、いよいよ観察本番です。観察によるデータ収集で、まず自覚しなくてはならないのは、観察の場で生じたすべてのことを記述しようとすることが、必ずしも意味のあるデータの収

集につながるわけではないということです。そもそも、観察者が一度にとらえて記憶することができる情報量には限度があり、集中力には限界もありますから、観察できる時間は限られます。ビデオカメラやICレコーダーといった機器は、データ収集の有用な補助にはなりますが、それで十分ということにはなりません。例えば、ビデオカメラを使用すれば、その場で生じたほとんどのことを記録することはできますが、その録画記録から、何をデータとして取り出して記述するかは研究者次第ということになります。

　重要なことは、自分の研究にとって何が「意味のあるデータ」なのかをよく考えて、「意味のあるデータ」をたくさん収集できるように、リサーチ・クエスチョンに基づいて設定した観察項目に沿って、「何を見るか」の焦点を定めておこなうということです（☞Ⅱ）。ここでは、(1)どの場面 Ⅱ:p.39-44を見るか、(2)どこに焦点を定めるか、(3)どの位置から見るか、(4)観察メモの取り方と観察直後の整理、(5)テクストの作成、について説明したいと思います。

(1)どの場面を見るか

　「1　データ収集を開始する前の準備」（p.35）で紹介したように、「何を見るか」の焦点を定めて観察をおこなうためには、まず、どんな場面を観察するかをあらかじめ考えておく必要があります。例えば、「OQ2：子どもの病状説明の場で、両親と医療者はどのようなやりとりをおこなっているのか」という観察項目であれば、子どもの面会に来たばかりの両親がベッドサイドで看護師と話す場面や、面会中の両親のところに医師が話しに来る場面、面談室で医師が両親に説明をする場面などが考えられると思います。

　さて、データ収集を始める前の準備で観察したい場面が大まかに定まっていても、観察の場では、目の前で様々な出来事が次々と生じる中から、どの場面を観察の対象にするのかという判断が求められます。特にグラウンデッド・セオリー・アプローチ（以下、GTA）の場合には、相互作用に

よって生じる変化のプロセスを詳細にとらえることを目指しますから、ダラダラと長く観察するのではなく、観察項目と対応すると思われる場面にしぼって、詳細に観察する必要があります。

　観察したい場面が生じるときにだけその場にいることができればよいですが、実際にはそう都合よくはいきません。例えば、看護師が両親に子どもの状態について説明する場面を見ようと両親の面会開始時に立ち会ったとしても、しばらくは雑談ばかりであったり、看護師が別の業務に追われていて両親に関わることができず、ふとしたタイミングで両親とのやりとりが始まる、ということも珍しくありません。看護師と両親が話し始めた途端に、突然観察者がその場に現れたり、観察者の関心のあるやりとりが終わったからといって唐突にその場を離れたりすることは、場で生じる相互作用に影響を及ぼす可能性がありますし、医療者や両親にとって観察者が不自然な存在になることを避けるという意味でも控えたほうがよいと思います。観察の場に入ったら、実際に目の前で生じる様々な出来事の中から、ある場面にしぼって観察し、例えば、対象者同士の会話が一段落して対象者の一人がその場を離れるタイミングなど、観察者が場を離れても不自然ではないときを待ってメモをまとめに行くという方法が最も現実的です。

　さて、観察項目を踏まえて、どの場面を選択して観察するかが重要であるわけですが、様々な場面が、観察者にとって予想外のタイミングで発生することの多い観察の場では、あらかじめいくつかの観察項目を考えておくことも大切です。この研究では、リサーチ・クエスチョンに基づいて、5つの観察項目（p.27）を設定してデータ収集を開始しました。具体的な観察項目を複数用意しておくことは、その時々の状況に合わせた、柔軟なデータ収集につながります。以下にその例を1つ紹介します。データ中の見取り図は、ここでは簡略化したものを示しました。

観察データの例

観察場面の概要

　Bくん（4か月）は、昨日の15時ごろ、手術後にPICUに入室した乳児。術後の経過は良好で、観察当日に抜管（呼吸器を使用するために気管に挿入されている管を抜く医療処置）をおこなう予定であった。医師と看護師が抜管をおこなおうとしているところへ母親が来院し、母親が立ち会っている状況で抜管をおこなった場面を観察した。

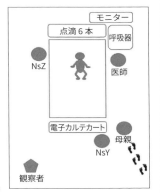

11:15　　Bくんの左側、顔のすぐ横の位置、呼吸器の前に医師が立ち、ベッドを挟んで医師の向かい側、Bくんの顔の右側の位置に看護師（NsZ）が立って、2人で気管吸引をおこなっている。ベッド周囲には、酸素吸入用のマスクなど、必要な物品が準備され、これからまさに抜管をおこなうところである。

　　　　医師とNsZが吸引をおこなっていると、インターフォンが鳴り、スタッフステーション（SS）からインターフォンに対応したNsXがBくんのベッドサイドへとやってきて、カートの前に立っていたリーダーNsYにBくんの母親が来たことを伝える。

　　　　（中略）

11:16　　NsXが母親へ声をかけにベッドサイドを離れてから30秒程すると、母親が一人でBくんのベッドサイドへと近づいてくる。目元にやや力が入り、口角を上げずに口を閉じている、強張りのある表情で、ベッドサイドの医療者の様子を窺うように左右に視線を動かしながら、小さな歩幅でゆっくりと近づく様子から、処置中のベッドサイドに近づくことに戸惑い、遠慮がちにおそるおそる近づいているように見える。

　　　　母親は、Bくんの足側のベッドサイドにあるカートの2m程手前で立ち止まり、目元に力が入り、唇を真横に結んだ強張りのある表情のまま、ベッドサイドを見つめている。

ベッドサイドでは、NsZが吸引をしているところで、医師はB
くんと右側のモニターを見ており、カートの2m程手前で立ち止
まっている母親に気づいていない様子である。
　　母親が立ち止まった直後に、母親の後方から、NsYがキャス
ター付きの椅子を押して小走りに母親に近づくと、笑顔で、明る
い普通の大きさの声で、「お母さん、これ使ってください」と言
いながら、母親の横を通って母親の前方、カートのすぐ横の位置
に椅子を置き、後方の母親の方を振り返って、椅子の方に手を差
し出しながら、笑顔で、明るい声で、「ちょっとまだ抜管すると
ころだから、こんなところですみませんけど」と言って椅子に座
ることを促す。
　　母親の表情はゆるまず、目元にやや力が入った強張りのある
表情のまま、NsYの方を見て、やや小さな声で「あ、すみません」
と言って会釈すると、椅子の方へ近づいていく。

　　これは、呼吸器を使うために気管に挿入されていた管を抜くという医療
処置に母親が立ち会った場面を観察したデータですが、じつは、医療者が
子どもの状態を母親に話す場面を観察しようとしていたときに収集したも
のです。このときに収集しようと計画していたデータの観察項目は、
「OQ2：子どもの病状説明の場で、両親と医療者はどのようなやりとりを
おこなっているのか」というものでした。しかし、先述したとおり、他に
もこのフィールドで観察ができそうな、リサーチ・クエスチョンに対応す
る観察項目をいくつか考えていました。そのうちの1つが、「OQ3：子ど
もに処置やケアがおこなわれる場で、両親、医療者、子どもはどのような
やりとりをおこなっているのか」というものです。
　　このときの状況をもう少し詳しく振り返ってみたいと思います。まず、
この日、母親が面会に来ることはわかっていましたが、何時に来るのかを
医療者は把握していませんでした。カルテの情報から、前日の時点で、問
題なく経過すれば翌日に抜管することが両親に伝えられていたので、私は、
面会前に抜管をする可能性や、手術の翌日ということも考えれば、母親が
面会に来たら比較的速やかに子どもの状態について医師や看護師から何ら

かの説明があると予想していました。母親が何時に来るかがわからないので、なるべくベッドの近くに居たほうがよいと考えたことと、抜管時の状況を見ておくことは、このあとに観察したいと考えている、医療者からの子どもの状態についての説明を適切に解釈するうえでも重要なので、医療者の邪魔にならないように、少し離れた場所から見学させてもらっていたところ、偶然、母親が来院し、母親も抜管に立ち会うことになりました。

　この時点で頭に浮かんだ選択肢は2つです。1つは、母親に声をかけ（あらかじめ同意を取得しているので面識はすでにある）、母親と一緒に抜管が終わるのを待って、その後に予想される、医療者が子どもの状態について母親に説明する場面を観察すること。そうすれば、もともと観察しようと考えていた、OQ2に対応する医療者と母親が子どもの状態についてやりとりをする場面を、自然な流れの中で、近くで観察することが可能です。

　2つ目は、少し離れた場所から観察を続け、OQ3に沿って、突然抜管に立ち会うことになった母親の様子を観察することです。じつは、多くの施設では、抜管をおこなう際に、両親にはPICUの外で待ってもらうことが一般的です。そこで、このような場面を観察できる機会は貴重だと判断して、このときは後者を選択しました。かわりに、抜管が終わったあと、医師と看護師が母親にベッドサイドで話す場面がありましたが、一度に集中して観察できる時間には限度があるため、抜管が終わったあとの医療者の対応が一段落した時点でその場を離れ、メモをまとめることを優先しました。このときの判断の過程を図示したものが図4-5です。

　観察項目と照らし合わせて、対象となる場面が起こりそうな場に狙いを定めて観察することにくわえて、複数の観察項目を考えておき、予想外に生じる場面にも反応できるようにアンテナを立てておくことで、貴重なデータを収集できる可能性が高くなります。どの場面を選択するのかは、絶対的な基準はなく、あくまで観察者自身の判断によるものです。研究目的やそれまでに収集できているデータに基づいて、どのようなデータを収集するとよいかを常に検討しておくことが重要です。

　データを1つ収集したら、必ず、そのデータがリサーチ・クエスチョンに対応したものであるのかを確認します。もし対応しない場合には、デー

《研究テーマ》
子どもがPICUに入室した両親の体験
《リサーチ・クエスチョン》
両親は子どもがPICUに入室中にどのような体験をするのか
《観察項目》
予定していた観察項目：OQ2：子どもの病状説明の場で、両親と医療者はどのようなやりとり
　　　　　　　　　　　　をおこなっているのか。
実際に用いた観察項目：OQ3：子どもに処置やケアがおこなわれる場で、両親、医療者、子ど
　　　　　　　　　　　　もはどのようなやりとりをおこなっているのか。

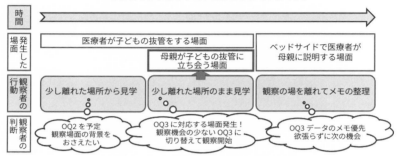

図4-5　観察する場面を判断する過程の一例

タ収集のやり方に問題がないか、観察項目がリサーチ・クエスチョンとズレていないか、あるいは、リサーチ・クエスチョンに問題がないかを検討し、必要があれば観察項目やリサーチ・クエスチョンを修正します。例にあげたデータを収集したときのリサーチ・クエスチョンは「① 両親は子どもがPICUに入室中にどのような体験をするのか」というものですから、観察項目に沿ったデータが収集でき、リサーチ・クエスチョンとも対応しているといえそうです。

　観察項目は、最初に設定したまま変わらないものではなく、データ収集と分析を繰り返す中で洗練していくものです（観察項目の修正例はp.90「3 観察の視点によるとらえ方の違い」で紹介します）。くわえて、フィールドワークを通して、新しい観察項目が見いだされる場合もあります。当然、リサーチ・クエスチョンに対応していることが必須ですが、フィールドワーク全体を通して、常に新たな観察項目の可能性を考えながら、どのようなときにどんな場面が発生しているのかを把握することも重要です。

（2）どこに焦点を定めるか

さて、ここだ！という場面を選択して観察を始めても、漫然と眺めていては、リサーチ・クエスチョンに答えるようなリッチなデータは収集できません。観察を始めたら、その場面の中でも特にどこに焦点を定めて見るかを考えなくてはなりません。では、どのように焦点を定めたらよいのでしょうか。

焦点を定めるポイントの1つ目は、自分が分析に用いる研究法が何を明らかにするものかということです。GTAを用いた研究であれば、相互作用とその結果生じる変化のプロセスを把握することを目指しますから、どのようなときに対象者にどういった発言や行動が見られたかということや、それに対する他の対象者の反応に注目することが求められます。動きや発言の内容だけでなく、表情や声のトーンといった非言語的な情報や、対象者の言動の意図や理由に対する解釈も、対象者間の相互作用に影響を及ぼす可能性があるため重要です。GTAを用いた研究で観察データを収集する際に注目すべき点を表4-2に示します。

表4-2　GTAを用いた研究の観察で注目すべき点

- 対象者にどのようなときにどのような発言や行動が見られたか
- 対象者の発言や行動に対する他の対象者の反応（他の対象者との相互作用）
- 対象者の表情や声の大きさやトーンなどの非言語的情報
- 対象者の発言や行動、表情や声などの変化とその前後の状況
- 対象者の発言や行動の意図や理由に対する解釈

そして、さらに焦点を定めるために重要なのがリサーチ・クエスチョンと、それを基にして設定した観察項目です。観察の場で生じている現象は1つとは限りません。その場で生じている様々な相互作用の中で、特にどの部分に焦点を当てて観察するかということを決める必要があります。ここで、先ほど「（1）どの場面を見るか」で紹介したデータの続きの部分を

見てみましょう。

観察データの例の続き

11:18　　母親は、椅子に座ったあと、しばらく(30秒程度？)、目元にや
　　　　や力が入り、口角を上げずに口を閉じた、強張りのある表情の
　　　　まま、両手を膝の上に置いて、やや背を丸めた姿勢でじっとB く
　　　　んの方を見つめたあと、キャスターつきの椅子に座ったまま、両
　　　　足で軽く床を押すようにして、2～3 秒かけてゆっくりと後方に
　　　　50cm 程移動してベッドから離れると、母親から見て左斜め前方の、
　　　　B くんの右隣のベッドの方へと視線を向ける。隣のベッドでは、別
　　　　の 2 人の看護師がベッドを挟んでベッドサイドに立ち、吸引をお
　　　　こなっているが、ベッドの間のカーテンは閉められていない。
　　　　　　母親は、遠くを見るような目で、ぼんやりと隣のベッドの方
　　　　に視線を向けながら、時折、小さく顔を動かしてB くんのベッド
　　　　サイドの方にチラチラと視線を向けており、隣の何かが気になっ
　　　　たというよりは、所在なさそうにしながらも、B くんの様子を気
　　　　にしているように見える。面会開始時から表情に大きな変化は
　　　　なく、B くんの様子を見て表情がさらに強張ったり、険しくなっ
　　　　たりという変化は見られないことから、処置中のB くんの様子を
　　　　見ていることが辛いのかどうかはわからない。
11:20　　B くんのベッドサイドでは、3 人（医師、NsZ、NsY）が、お互
　　　　いが聞こえる程度の声（観察者からは詳しい内容は聞き取れない程
　　　　度）で何かやりとりをしながら処置を進めており、母親の方に視
　　　　線を向けることはない。詳しい内容は不明だが、断片的に聞こえ
　　　　る範囲では、B くんへ声をかけているのではなく、処置に関して
　　　　医療者間でやりとりしているようである。
　　※下線は、このときの観察では焦点を当てていない部分。

　この場面を観察したときの観察項目は「OQ3：子どもに処置やケアがお
こなわれる場で、両親、医療者、子どもはどのようなやりとりをおこなっ
ているのか」というもので、母親の目の前で医療者が処置をおこなう場面

に注目しています。そして、その場面の中でも、「両親は子どもがPICUに入室中にどのような体験をするのか」というリサーチ・クエスチョンに基づいて、両親の体験に焦点を当てて観察しました。そのため、子どもの抜管という医療処置場面に立ち会うことになった母親の様子に注目して観察をおこなっている一方で、医療者同士のやりとりにはあまり注意を払っていません（下線部分）。これは、焦点を定めた現象とは関連しないものだと考えたためで、もし、医療的な処置をおこなう際の医療者間に生じる相互作用に関心があるのであれば、この部分を詳細に把握できるように観察する必要があります。

　最後に、GTAでは、**理論的サンプリング**（☞Ⅰ, Ⅱ, Ⅲ）によって収集すべきデータを検討しながらデータ収集をおこないます。データを1つ収集したら、そのデータを分析したうえで、次に収集すべきデータを検討する**理論的サンプリング**はGTAに特徴的な方法です。

Ⅰ:p.106-111
Ⅱ:p.103-104
　p.148-149
　p.182-184
Ⅲ:p.104-108

(3) どの位置から見るか

　どこに焦点を当てて見るかを決めたら、同時に、それを見るための観察者の適切な「位置」を判断する必要があります。前出の、子どもの抜管に母親が立ち会っている場面の観察では、観察者が接近して母親との間でやりとりが生じてしまうと、観察者自身の存在が、観察したい場面に与えてしまう影響が大きいと考えて、一定の距離を保って観察しています（p.55）。

　「どの位置から見るか」を考えるうえで大切なのは、対象者との物理的な距離だけでなく、「観察の場への参加の度合いとしての観察者の立場」を意識することです。ここでは、観察者が観察の場のやりとりにまったく参加しない立場を「完全な観察者」とします。GTAでは、観察の場で生じている相互作用を詳細に把握する必要があります。近い距離なら表情や発言内容といった細かな情報も収集しやすく、詳細なデータが収集可能ですが、観察者の存在がその場の相互作用に影響を与える可能性が高くなります。リサーチ・クエスチョンが観察者と対象者との間に生じる相互作用に関するものである場合を除いて、観察の場で生じる相互作用に観察者が

与える影響を最小限にする必要があります。ただし、気を付けなくてはならないのは、観察の場で生じているやりとりに参加しないこと、つまり「完全な観察者」であろうとすることが、かえって場で生じている相互作用に影響を与えてしまう可能性もあるということです。

　以下にデータを紹介します。これは、個室に入院中のCちゃん（8か月）の両親が、Cちゃんの兄（Dくん、3歳）を連れて面会に訪れ、看護師と一緒にCちゃんのケアをおこなっている場面の観察データです。

近い距離で収集した観察データの例

[場面] 看護師と一緒にCちゃん（8か月）のケアをする両親と、個室内を動きまわって遊ぶ兄（Dくん，3歳）

OQ5：きょうだいが面会する場で、どのようなやりとりがおこなわれるのか。

17:00　　Cちゃんの足側で両親のケアを手伝っているNsWとNsVの方に近づいた兄は、NsWやNsVに見せるように、棒状に丸めた画用紙の先端1cmくらいを自分の鼻に入れている。

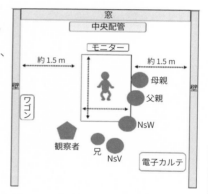

　　　　NsWが兄の方を見て、やや明るい声のトーンで、「やだ〜。おえってなっちゃうからお口にいれちゃだめよ〜」と兄に声をかけると、母親も兄の方を見て、「も〜。やめてよね〜」と、少し眉をひそめながらも目じりを下げ、苦笑いのような表情で笑いながら言い、父親は兄の方を見て、吹き出すように「アハハ」と明るい声で笑っている。

17:02　　兄は、いたずらっぽく笑うと、画用紙の棒でNsVや観察者をつつきながら、Cちゃんの足側のベッドサイドのスペースを笑顔で

歩きまわっており、笑顔が増えて活発に動きまわるようになった様子から、皆に注目されて嬉しそうに見える。兄は、ベッドのそばにとどまることなく部屋の中を動きまわり、両親がおこなっているケアに参加しようとすることはない。

　NsVはCちゃんのベッドから離れて兄のそばに行き、兄の相手を始める。兄がNsVと遊び始めると、両親とNsWはCちゃんの話をしながら、Cちゃんの足をお湯で洗い始める。

17:04　　NsVと遊び始めてから2分程で、兄がNsVのそばを離れて父親に近づき、父親を画用紙の棒でつつく。父親は、自分を棒でつついた兄の方を振り返り、明るく、「なにやってんの〜、D〜」と笑顔で声をかけながら、母親とNsWと一緒に、Cちゃんの左足を洗い続けている。

　兄は、笑顔でNsVの方を振り返ると、父親のそばを離れてNsVの方へと戻り、NsVと1mくらい離れて並んで立っていた観察者に近づき、笑顔で観察者を画用紙の棒でつつき始める。

　ベッドサイドでは、両親とNsWがCちゃんの左足を洗い終えて、NsWが、「よし、じゃあもう片方もやりますね」と両親に声をかけている。観察者を棒でつついていた兄に、観察者が、「もう片方のあんよもやるって〜」と声をかけてベッドの方を指さすと、兄はベッドの方を見て、2、3歩ベッドに近づいて立ち止まる。

　観察者が兄に声をかけた直後、ベッドサイドの父親が、兄がベッドの方を見ていることに気づき、「ジャ〜ン！」と言いながら、Cちゃんの左足を少し持ち上げて兄に見せる。

　父親が、「ジャ〜ン！」とCちゃんの足を見せると、兄は、普通の声のトーンと話し方で、「Dもやる〜」と言ってベッドサイドに小走りに近づいていく。

　このように、近い距離で観察する場合には、観察者も場を共有する一員として対象者に意識されやすいため、自分の振る舞いがその場のやりとりに与える影響に特に注意するようにしています。この場面では、3歳のDくんが自由に動きまわっていたため、個室の隅で黙って観察をするほうが不自然だと考えました。もし、Dくんが観察者を風船でつついたり、話し

かけてきたときに、観察者が無言で何も対応しないとしたら、Dくんを怖がらせてしまい、場に影響を与える可能性が高まると思います。Dくんを緊張させてしまう存在とならないように、看護師と一緒にDくんの相手をする役割をとりながら観察をおこなったほうが、より自然なかたちで観察の場にいることができると考えました。もちろん、積極的に場のやりとりに関与することは控えましたが、結果的に、観察者の言動がきっかけとなって、父親とDくんのやりとりが生じています。観察者も場のやりとりに参加して観察する場合には、場で生じている相互作用に影響を与えた観察者の言動も含めてテクストを作成します。

　ここで示したデータのように、状況によっては、観察者自身がある程度その場のやりとりに参加したほうが、観察者が場に与える影響を抑えることができる場合もあります。観察をおこなう際に重要なのは、その場で生じている相互作用にできるかぎり影響を及ぼさないことです。図4-6に示すように、完全な観察者から完全な参加者の間で、自分がどの位置にあるかを意識しながら、より不自然な影響を与えない立場をとることが大切です。

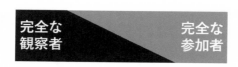

図4-6　観察の場への参加の度合い

　どのくらい観察者自身の観察の場への参加を許容して、どの位置から観察をおこなうのが適切かということは、収集したいデータによって異なります。観察者が参加することを避けて、対象者同士のやりとりを観察したい場合には、距離をとることは有効な手立てのひとつです。

　次に紹介するのは、顔全体を覆う、お面のようなマスクを装着する人工呼吸器（データ中では呼吸器とします）を使用しているEちゃん（1か月）のオムツ交換を、看護師が両親におこなってもらっていた場面です。

距離をとって収集した観察データの例

[場面] 医療機器のアラームをこまめに消しながらEちゃん（1か月）の
オムツ交換を両親と一緒におこなう看護師
OQ3：子どもに処置やケアがおこなわれる場で、両親、医療者、子ども
はどのようなやりとりをおこなっているのか。

12:40　　看護師は、Eちゃんのオ
ムツのあたりに視線を移し
て、オムツの股下のあたり
に軽く左手で触れると、や
や明るい、穏やかな口調で、
「ちょっとオムツが濡れて
るから、お母さんに交換し
てもらおっか」とEちゃん
に声をかけるように言って、
正面の母親の方を見る。

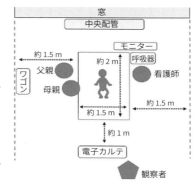

　　看護師が、「・・・交換」と言ったところで、母親は、看護師が
言い終わる前に、明るい声のトーンで、「あ、はーい」と答えて
後方のワゴンの方を見てオムツ交換の準備を始める。明るい声
で、すぐに反応する様子から、積極的にオムツ交換をしようとし
ているように見える。父親も後方のワゴンの方を向き、母親の物
品準備を手伝っている。

　　看護師は、オムツ交換がしやすいようにEちゃんの体位を整え
ている。Eちゃんが覚醒し、動き始めたため、モニターや呼吸器
のアラームが鳴るが、看護師が、アラームが鳴るとすぐに消して
いるため、アラームによる騒々しさを感じることはない。

12:42　　母親はベッド上にオムツ交換の物品を準備すると、Eちゃんの
顔を覗き込み、Eちゃんに何か声をかけながらオムツ交換を始め
る。母親はEちゃんに顔を近づけて、看護師とのやりとりよりも
小さな声で話しているが、観察者の位置からは、周囲の物音で内
容は聞き取れない。父親は、母親の左隣に立って、Eちゃんの様
子を穏やかな表情で見つめている。

看護師は、ベッドを挟んで両親の向かい側、呼吸器の前に立って、穏やかな表情で母親がオムツ交換をする様子を見守りながら、モニターや呼吸器のアラームが鳴るとすぐにモニターや呼吸器を確認してアラームの音を消し続けている。Eちゃんの状態も確認しながら、不必要にアラームが鳴り続けることがないように配慮しているようである。

12:44　母親は、隣に立つ父親と、お互いに聞こえる程度の声で一言二言話しながら、笑顔でオムツ交換をしており（内容を聞き取ることはできない）、アラームを気にしたり、慌てたりする様子はなく、和やかな雰囲気でEちゃんのオムツ交換をしているように見える。
Eちゃんが泣いているかどうかはわからないが、手足や顔を今までよりも大きく動かすようになり、時折、マスクから空気が漏れる「シュー」「シュー」という音が聞こえ始める。

12:45　Eちゃんのオムツ交換を終えた母親は、明るく穏やかな口調で、「Eちゃん、暴れるとまたマスクずれるよ〜」とEちゃんに声をかけながらEちゃんの衣服を整えている。

　このデータでは、観察者がその場のやりとりに直接関わることなく観察できていることがおわかりいただけると思います。このときは、個室ではなくオープンフロアのベッドで、周囲にはそれぞれ他の業務をしている複数の医療者がいる環境であったこともあり、電子カルテのあるカート越しの位置からであれば、それほど対象者に違和感を与えずに観察ができると考えました。その場のやりとりへの参加を避けるだけでなく、看護師がモニターや呼吸器にも目を配りながら両親を見守っている傍らで、両親が和やかにやりとりをしているという、場の全体的な状況をとらえられたことも、離れた場所から観察した利点です。もし、観察者もベッドサイドに立って観察をおこなった場合には、観察者自身も場を構成する一員となりますし、同時に観察することのできる視野が限定されるため、全体的な状況をとらえることは難しくなります。

　一方で、距離をとることで、相互作用を把握するための詳細なデータを収集することが難しくなってしまう点には注意が必要です。実際、この場

面でも、途中から観察者の後方にあった物品カートの補充作業が始まったために、物音でベッドサイドの発言内容が聞き取りづらくなってしまいました。しかし、急に観察者がベッドサイドに近づいてしまうことで、両親と看護師のやりとりを妨げてしまうことのデメリットのほうが大きいと考えて、詳細な言語的なやりとりのデータを収集することは諦め、対象者の動きや表情、その場の雰囲気などの非言語的な情報に注目して観察しました。

　以上、近い距離で、その場のやりとりに参加しながら収集したデータと、離れた位置から、その場のやりとりに参加せずに収集したデータ例を紹介しました。「どの位置から見るか」によって、収集できるデータの特徴が異なり、それぞれに強みと弱みがあることがおわかりいただけたでしょうか。「何を見るか」によって適切な位置は異なりますから、自分が見ようとするものに合わせて、「どの位置から見るか」を選択することが重要です。実際のデータ収集では、場の状況に様々な制限があり、思うような位置で観察できないことも少なくありませんが、状況に合わせて、様々な位置からの観察を組み合わせることで、限られた条件の中でも、よりよいデータを収集できる可能性が高くなると思います。

　さて、ここまで、「(1)どの場面を見るか」「(2)どこに焦点を定めるか」「(3)どの位置から見るか」という点から、「何を見るか」ということについて、具体的な観察の方法や注意すべき点について紹介しました。観察によるデータ収集において、「何を見るか」は重要な要素ですが、見たことをどう書き残すかは、見ることと同じくらい重要です。次は、メモの取り方や工夫について紹介したいと思います。

（4）観察メモの取り方と観察直後の整理

　ここからは、観察メモの取り方と観察直後におこなうメモの整理につい

て説明します[註]。観察中には、出来事をできるだけ詳細に観察すること、それを可能な限りメモに残すことのいずれも重要です。しかし、当たり前ですが観察しながらメモを取るので、観察中にすべての事柄をメモすることはできません。そこで、観察直後の記憶が鮮明なうちにメモを整理することが重要です。フィールドワーク中におこなうメモの整理は、観察中に書いたメモの清書をしたり、観察中にメモに残すことができなかった事柄を追記するもので、通常10～20分程度でおこないます。

　観察メモの取り方と直後の整理の方法に決まった方法はなく、観察者自身がその場で取りやすく、かつあとからデータを書き起こしやすいように工夫します。私たち2人（岩田・西名）も、それぞれで異なる工夫をしながらおこなっています。ここでは、私（岩田）が、観察メモの取り方と観察直後におこなうメモの整理について、① 見取り図のメモ、② 観察メモの取り方、③ メモの整理、④ 道具の紹介の順に説明したいと思います。以下にお示しする図は、すべて書籍用に清書していますが、実際には手書きで、短時間で簡略に書いています。

① 見取り図のメモ

　はじめに、観察する場面の見取り図のメモについてです。これは、観察場面の背景となる情報を記録しておくために必要で、どのような環境で観察したのかをメモに残します。観察をおこなう前に、物の配置をメモに書いておき、観察中や観察後に人の位置や動きなどを補足して完成させます。図4-7は、見取り図のメモの例です。

　見取り図のメモで注意するのは、登場人物の位置関係だけでなく、観察者が居た位置もメモに残すことです。どの位置から収集したデータなのかということは、観察データを解釈するうえで重要な情報となります。なぜなら、観察者が記録した情報がどのような位置から見たり聞いたりした情報なのかによって情報の正確さを検討したり、観察場面での対象者のやり

[註] ここで指すメモとは、I, p.98-105のメモとは異なり、後で観察場面でのやりとりをデータに起こすための走り書きのことを指します。

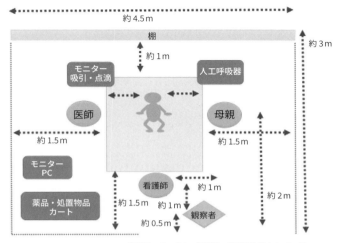

図4-7 観察場面の見取り図を記録したメモ

とりに観察者がどのような影響を与えた可能性があるのか、それがデータにどう表れているのかを検討するための判断材料となるからです。

② 観察メモの取り方

　次は、観察中のメモの取り方についてです。私は、時系列に沿った言動の流れをわかりやすくするために、図4-8のように、メモ帳に時間軸と登場人物ごとの欄をあらかじめ作っています。

　さらに、(1) どの場面を見るか～(3) どの位置から見るか、の説明にあるように、実際の観察の場で起きる出来事には、様々な現象が複雑に入り混じっており、観察の対象とする場面をどう切り取るか、どう焦点を定めるのかは、リサーチ・クエスチョンとそれに基づいた観察項目をもとに観察者自身が選択しなければなりません。そこで私は、はじめに、メモの最上部に、リサーチ・クエスチョンまたはリサーチ・クエスチョンに基づいて設定した観察項目を目にとまりやすいように赤色など目立つ色で書いておくことで、常にリサーチ・クエスチョンや観察項目を意識しながら観察をおこなうようにしています。図4-8では、その場の状況から「OQ2：子

子どもの病状説明の場で、両親と医療者はどのようなやりとりをおこなっているのか。

時間	医師	看護師	母親
16:00	もういちど　そうかん　しっかりなおして ばっかん もっといいじょうたいにもっていける むりさせても　かえってなおりがおそく なってしまう あさみたときはもっとくるしそう ムリかなっておもった いまはすこしおちついている レントゲンとってみて このままいけそうかなぁ		はい はい はい はい… はい
16:02		あさ、ほんとうにくる しそうだった よくがんばったねって かんじ	きのうのよるもいまよりく るしそうにしていました…

図4-8　観察中のメモの例

どもの病状説明の場で、両親と医療者はどのようなやりとりをおこなっているのか」という観察項目に対応した場面を観察することができると想定した際のメモを例にあげています。

　続いて、実際のやりとりをどのようにメモするのかについて説明します。メモを取る際には、登場人物ごとに言動を書きくわえますが、私は時系列がわかるように、書く欄の位置をずらしていくスタイルでメモを取っています。これは、どのような相互作用の結果として言動が変化するのかをわかりやすくするためです。

　観察の最中に、登場人物の言動を正確に、非言語的な情報まで含めてすべてをメモすることはできないと思います。そこで私は、発言内容のうち重要だと思った情報だけを断片的に記述したり、非言語的な情報は絵や記号を使ってメモしています。例えば、人物の表情や視線を絵文字で表したり、発言の抑揚は矢印で、語句を強調していたら傍点をつけるなど、自分なりのルールを決めておくと、すばやく、重要な情報をメモに取りやすく

なります。

　この他にも、観察中にできるだけ早くメモを書くことができるように、難しい漢字の使用を避けて、平仮名、カタカナや英単語など、書きやすい文字や略語でメモを書いています。なぜなら、メモはなぐり書きになることが多いので、難しい文字を書くとあとで判別しづらくなりますし、また、書くために使う時間を減らしてできるだけ早く、多くの情報をメモに残したいからです。

　観察場面で見聞きした情報を効率よくメモに書き残すためには、観察者自身の特性を理解して工夫することも重要です。これは、聴覚からの情報と視覚からの情報のどちらが記憶に残りやすいのかなど、それぞれの人で得意な記憶の傾向が異なるためです。したがって、必要な情報を漏らさずにメモに残すためには、記憶することが得意な情報のメモに時間をかけるより、記憶することが苦手なもののほうを意識してメモに書き残しておくとよいと思います。

　可能であれば、ICレコーダーやビデオカメラのようなAV機器を使用しながら観察をおこない、それらの機器では十分に記録できない部分を中心にメモに残すことも有効です。例えばICレコーダーを併用できる場合には、言葉の一語一語にはこだわらずに話の流れをおさえるだけの記述にとどめ、あとは表情や身振り手振りなどの非言語的な情報をできるだけ多くメモに残すようにします。

　また、対象者や観察者の位置関係は観察中に変化することもあるので、位置関係が変化したら、変化した時間、位置関係がどう変化したのか、変化した理由がわかればその理由を、その都度メモに残します。図4-9は、登場人物の位置関係の変化をメモに残した一例です。私の場合には、手書きで作図して情報を付け足しするほうが早く記述することができるので、図4-9のように、図として人の動きを記載していますが、文章でメモの一部として残す方法でもよいと思います。大切なことは、自分がやりやすい方法で、必要な情報を漏らさずに書き残すことです。

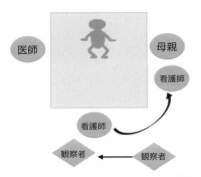

16:08　看護師 → 母親に近づく
　　　　ゆっくり、足音は静か

観察者、看護師が移動しやすいように
場を譲った後、母親と看護師の表情が
見えやすいように移動

図4-9　位置関係の変化のメモ

③ メモの整理

　観察が終わったら、できるだけ早く、メモに残せなかった情報を補足したり、書きなぐって読みにくい文字を清書したりというメモの整理をおこないます。できるだけ早くメモを整理する理由は、記憶が新しいうちに、可能な限り正確に記録するためです。観察中に書きとめた乱雑な文字や記号は、書いた直後なら理解できますが、時間が経つと自分でもわからなくなってしまいます。観察直後にメモを清書して整理するのであれば、観察中のメモは多少汚い文字で書いたとしても問題ありません。

　メモの整理にとりかかったら、まず、観察場面の概要について整理します。どのような場面を観察することができたのか、対象者の主要な言動やその目的はどのようなことだったのか、観察した場面の背景に関する情報、観察した時間の長さについて整理をしたうえで記述します。観察の前に把握できている情報がある場合は、観察の前に記録しておいてもよいですが、その場合でも、観察で得た情報をくわえて整理します。

　さらに、観察時の周囲の状況について、例えば明るさや騒音の大きさ、隣や離れたところで何かトラブルやイベントが起きていたかどうかなどの情報も書きくわえます。これらの情報は、観察場面がどのような環境の中で生じていたのかを踏まえて、周囲の状況が対象者の言動に影響を与えていたかどうかを解釈するために必要です。

　図4-10は、メモしていた見取り図（図4-7）の下に、観察場面の概要や

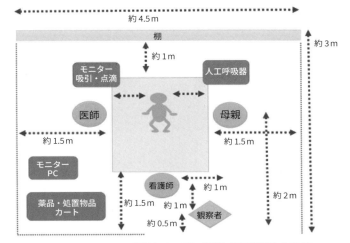

ベッドサイドで医師が子どもの病状を説明した場面
看護師も立ち会う。
子どもは、一日前に呼吸器の使用を中止したが、呼吸状態が安定せず。
再び呼吸器を使用するか検討されていたが、母親が面会に来た時点では状態
は落ち着いていた。
観察時間　16:00～16:10

病棟内は蛍光灯で明るく照らされている。
周囲は静かで、大きな音やモニター音、アラーム音は聞こえない。

図4-10　観察場面の概要のメモ

周囲の状況に関する事柄をメモとして書きくわえたものです。このように
概要を整理することで、子どもの状態に関する説明が母親におこなわれた
状況を一目で想起することができ、メモを見てデータを作成するときに役
立ちます。

　次に、観察中に取ったメモの整理をします。私は、図4-11の網掛けを
している四角の吹き出しにあるように、登場人物の言動に関して非言語的
な情報を書きくわえます。これは、私の傾向として、観察中は言語的な情
報を書き残すのに時間をとられて視覚的な情報を十分に書き残すことがで
きないからです。視覚的な情報は記憶に残しておいて、メモの整理の早い
段階で、記憶を思い出しながら付けくわえていきます。情報を追加する際

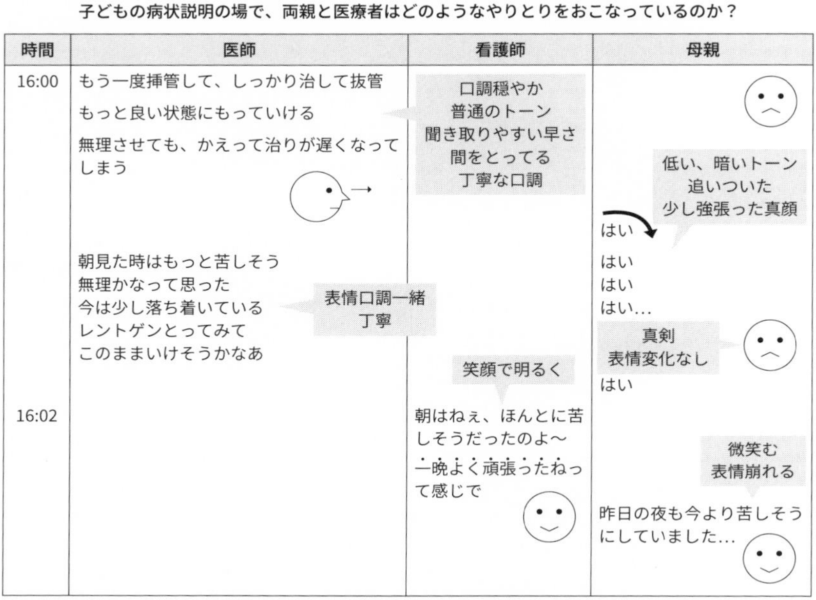
子どもの病状説明の場で、両親と医療者はどのようなやりとりをおこなっているのか？
時間
医師
看護師
母親
16:00
もう一度挿管して、しっかり治して抜管
もっと良い状態にもっていける
無理させても、かえって治りが遅くなってしまう
口調穏やか
普通のトーン
聞き取りやすい早さ
間をとってる
丁寧な口調
低い、暗いトーン
追いついた
少し強張った真顔
はい
朝見た時はもっと苦しそう
無理かなって思った
今は少し落ち着いている
レントゲンとってみて
このままいけそうかなあ
表情口調一緒
丁寧
はい
はい
はい…
真剣
表情変化なし
笑顔で明るく
はい
16:02
朝はねぇ、ほんとに苦しそうだったのよ〜
一晩よく頑張ったねって感じで
微笑む
表情崩れる
昨日の夜も今より苦しそうにしていました…

図4-11　非言語的な情報を補足したメモ

には、ペンの色を変えて、その場でとった情報なのか、あとで追記したものかを判別できるようにしています（図4-11では追加箇所がわかるように網掛けをしている四角枠の吹き出しで表記していますが、実際にはペンの色だけを変えて記載しています）。これは、観察後にメモを補足する際には、バイアスがかかる可能性が高くなるので、観察中に取ったメモの内容なのか、観察後に補足した内容なのかをわかりやすくするためです。

ところで、図4-11には、図4-8で記した文字を読みやすくするために平仮名を漢字に変えていますが、実際には、読みにくい文字の部分に取り消し線を引いて清書するまでにとどめています。新たにメモを作り直すわけではありません。

メモを清書し、足りない情報を書きくわえたら、次に、図4-12の円形の吹き出しにあるような観察者の解釈を書きくわえます。この際にも、観察で実際に見聞きした内容と観察者の解釈とを区別するために、先ほどの

子どもの病状説明の場で、両親と医療者はどのようなやりとりをおこなっているのか？

時間	医師	看護師	母親
16:00	もう一度挿管して、しっかり治して抜管 もっと良い状態にもっていける 無理させても、かえって治りが遅くなってしまう	口調穏やか 普通のトーン 聞き取りやすい早さ 間をとってる 丁寧な口調 （母親に気配り？）	ショック？ 目は背けない 聞く意志あり？ 低い、暗いトーン 追いついた 少し緊張った真顔
16:02	朝見た時はもっと苦しそう 無理かなって思った 今は少し落ち着いている レントゲンとってみて このままいけそうかなあ （表情口調一緒 丁寧） （良い情報 過剰に期待させないため？）	（励まし？ 労う？） 笑顔で明るく 朝はねぇ、ほんとに苦しそうだったのよ〜一晩よく頑張ったねって感じで	はい はい はい はい （気持ち揺れ動きなさそう？） 真剣 表情変化なし はい 少し前向き？ 目に見える落ち込み・動揺なし（微笑む 表情崩れる） 昨日の夜も今より苦しそうにしていました…

図4-12　解釈を書きくわえたメモ

補足で使った色とは別の色で解釈を書きくわえます（図4-12で追加した箇所は円形の吹き出しを使用していますが、実際にはペンの色だけを変えて記載しています）。解釈の書き方や留意点については、「(5)テクストの作成」（p.77）で紹介します。

　解釈は、観察直後の整理の際に書きくわえても、観察中に書いてもよいと思います。その場で解釈を書きくわえる場合には、ペンの色を変える暇がないことが多いので、ひとまず同じ色で書き、観察直後の整理のときに、違う色の枠で囲んで、解釈であることがわかるようにしています。特に、確信のもてない解釈については、"？"をつけるというようなルールを自分で設定しておき、解釈の確認が必要であることや、思いつきのアイデアであることがわかるようにしています。

　GTAを用いた観察において、メモを整理する際に特に重要なのは、観察場面中の登場人物の言動が変化したポイントがどこだったのかを振り返

ることです。変化のポイントを見つけたら、その前後を含めて登場人物の言動や周囲の状況についてできるだけ詳細をメモに残し、かつ、解釈もくわえて、何がその変化に影響を及ぼしたのかを考えます。

　また、観察したあとは、できるかぎり登場人物に、観察した場面の言動や考え等について観察者がおこなった解釈が適切かどうかを確認することが望ましいです。確認の際に、ICレコーダーが使用できない場合には、確認した内容もメモに書きくわえて記録に残します。そのときにも、確認した内容が他の情報と混ざってしまわないように、メモの欄を変えたり、色を変えたりするなどの工夫をしたうえで記録に残します。

④ 道具の紹介

　最後に、観察メモを取るときに使用している道具を紹介します。私は、メモを取りやすくするための工夫として、以下のような物品を準備して観察をおこなっています。

メモ帳：使い勝手と保管のしやすさ、紛失のしにくさなどから横罫線付きの大学ノートを使用しています。メモといえど、紛失することは厳禁ですから、ページが脱落しないように、切り取り加工がされている大学ノートは使用しないようにしています。

バインダー：立ったまま観察してメモを書くため、バインダーを使用しています。

筆記具：私は観察が終わってメモをまとめる際に、追記する情報を色分けしていたので、3色や4色ボールペンを使用しています。

ICレコーダー：対象者の同意がある場合に、観察場面の音声記録に使用します。また、観察直後にインタビューをお願いする場合もあり、その際にも使用します。

スマートフォンやタブレット：スマートフォンやタブレットの機能を使って、メモを書いたり、録音機器がうまく作動しなかったときに代用しています。特に、タブレットは、手書き可能なメモアプリをダウンロードしておき、スタイラスペンを使ってメモや見取り図を

手書きした後に、テクストや図形に自動変換をすると、データを作るときに打ち込みの量と時間を節約することができます。

　以上、観察メモの取り方の工夫と観察直後の整理について説明しました。紹介した工夫は、あくまで私が観察を繰り返す中で見つけた自分に合う方法です。重要なのは、自分に合った方法で、限られた時間の中でいかに意味のあるデータを記録として残すか、ということです。

（5）テクストの作成

　フィールドでのデータ収集が終わったら、次に待っているのがテクストの作成です。テクストは、収集したデータを分析可能なかたちに加工し、記述したものです。テクストに「何を書くか」ということは、観察の場で「何を見るか」と同じくらい重要です。同じ場所で、同じ時間に観察をしても、そこで何が見えるのかが異なるように、観察した内容をもとに、何をテクストとして書き起こすかも研究者の腕次第です。ここでも、自分が用いる研究法やリサーチ・クエスチョン、データ収集時の観察項目を踏まえて、テクストに書くべき内容を検討することが求められます。それでは、GTAを用いて研究をおこなう場合のテクスト作成の流れとポイントについて、① ラフなデータの作成、② テクストの作成、③ テクストの違いが分析結果に与える影響、の順に説明したいと思います。

① ラフなデータの作成

　観察の場を離れたら、できるかぎり速やかにラフなデータを作成します。これは、メモに取りきれなかった事柄も含めて、思い出せる限りの情報を書き出したもので、テクストの原型になります。ですから、記憶が鮮明なうちに、なるべく早く作業にとりかかることができるように、フィールドに近いところに、PCやタブレット端末で作業できる環境を前もって確保しておくことが大切です。私（西名）の場合は、フィールドが病院であることが多いので、例えば、院内のスタッフ用の図書室や、控室を使わせて

いただいています。

　ラフなデータを作成する段階では、観察から時間を空けずに、テクスト
の基になるものをとにかくたくさん書き出すことが重要です。きれいな文
章である必要はありません。ただし、やみくもに書くのではなく、何を書
いておくべきかを意識することは大切です。観察をおこなうときと同様に、
ラフなデータを作成する際にも、単に「見たこと」や「聞いたこと」だけ
でなく、その場で「感じたこと」や、対象者の言動の理由や意図に関する
「解釈」と「その根拠」を意識して、しっかりと書いておく必要があります。
特に、対象者の様子や言動に何らかの変化があった部分については、重点
的に情報や解釈を書き残します。以下は、ラフなデータの一例です。

ラフなデータの一例

観察項目

OQ2：子どもの病状説明の場で、両親と医療者はどのようなやりとりを
おこなっているのか。

観察場面概要

　入院中の子どもの面会に訪れた母親に、ベッドサイドで医師が子ども
の状態を説明した場面。看護師も立ち会い、時折、看護師が声をかけな
がら医師の説明がおこなわれていた。子どもは、1日前に呼吸器の使用
を中止したが、呼吸の状態が安定せず、再び挿管（呼吸器を使用するため
の管を気管に挿入すること）して、呼吸器を使用することが検討されてい
た。しかし、母親が面会に来た時点では状態が落ち着いており、経過を
観察している状況であった。

医師：40代後半の男性医師。明るく穏やかな印象で、他の医師や看護師
　　　に冗談を言って談笑する姿をよく見かける。看護師は、いろいろ
　　　と丁寧に教えてくれて話しやすい医師だと話す。
看護師：40代前半の女性看護師。小柄だが、明るくよく通る声で、テキ
　　　パキと他の看護師に声をかけながら働いている。後輩の相談を聞
　　　いていることも多く、病棟の「お母さん」という印象の看護師。

ラフなデータ例

16:00 　医師「もう一度挿管して、しっかり治してから抜管したほう
　　　　　が、もっとよい状態にもっていけるんじゃないかな、と思います。
　　　　　あまり無理をさせても、かえって治りが遅くなってしまいますの
　　　　　で。」真剣な表情まま、口調穏やかまま、トーン普通、聞き取り
　　　　　やすい、間をとる話し方、丁寧、視線母親、気配り感。

　　　　　母「はい」　やや低い、やや暗いトーン、落ち着いた、しっか
　　　　　りした口調。やや強張った真顔、眉間よせる、硬い、頷く、医師
　　　　　まっすぐ見たまま、ショック？話から耳をそむける様子はない

　　　　　医師「ただ、朝見たときはもっと苦しそうにしていて、無理か
　　　　　なって思ったんですが、今は少し落ち着いているので。なので、
　　　　　レントゲンを撮ってみてではありますけど、このままいけそう
　　　　　かなぁとも思っています。」悪くない情報、表情口調まま、一定、
　　　　　過剰に期待させないため？

　　　　　母親、真剣な表情まま、一言一言に「はい」。声、表情、変化
　　　　　なし、医師見続ける、気持ちの揺れ見えない。

16:02 　医師の横、看護師「朝はねぇ、ほんとに苦しそうだったのよ〜」
　　　　　子どもの状態補足？目じり下げ 小、眉ひそめる。かわいそうな
　　　　　気持ち？明るい声、口調穏やか。

　　　　　看護師、続けて「一晩よく頑張ったねって感じで！」笑顔、明
　　　　　るくはっきりと。子どもの頑張り、明るくはっきり、励まし？

　　　　　母親、微笑む、少し表情崩して看護師見る。「昨日の夜よりは
　　　　　楽そうに見えますね〜」柔らかい口調。昨日よりはまし？　少し
　　　　　前向き？　落ち込み動揺見えない。

　このように、見聞きした情報だけでなく、それらに対して感じたことや
解釈も書いておきます。ラフなデータを作成する作業は、短時間で、どの
くらい多くの情報を残しておけるかが勝負です。この観察では、IC レ
コーダーが使用できなかったので、対象者の発言内容は、観察直後に正確
に記録しておく必要がありました。一方で、その他の部分は、あとでテク
ストを作成するときの材料となるように、端的に、できるだけ多くの情報
を残すことに留意して作成しました。

フィールドにいる間に、速やかにラフなデータを作成することで、解釈が曖昧であったり、難しい箇所を把握することができます。その日のうちに、対象者に、その場面での言動の理由や意図を確認することができれば、さらに正確でよいデータを収集することが可能となります。

　ところで、観察場面で観察者が感じたことや解釈と、あとで対象者に確認した意図や心情が異なっていたら、どう考えたらよいでしょうか。このようなズレが生じる原因は3つ考えられます。1つは、観察者のバイアスです。ズレが生じたときには、「これはこうだろう」という偏った思い込みが生じていないか、省みて確認をするようにします。

　2つ目は、そもそも、対象者の意図や心情が、その人の言動からは伝わりにくいものであったという理由です。人と人との間では、お互いの意図や心情の認識にズレが生じた中でやりとりがおこなわれていることがあります。ですから、観察者の感じ方や解釈と、対象者自身の意図や心情の間に生じたズレ自体が、対象者の意図や心情がどのくらい周囲に伝わりやすいものであったのか、という意味でのデータになる場合もあるわけです。根拠となる情報が適切に示されているのであれば、このような情報も、相互作用がどう生じていたのかを理解するために重要です。

　3つ目は、対象者が無意識にとった行動であるためです。インタビュー法と異なり、観察法を用いれば、対象者の無意識の行動をデータとしてとらえられる可能性があります。これは、観察法を用いる大きな利点です。無意識の行動は、対象者自身が言語化することはできないため、観察者が、根拠となる情報を詳細に観察したうえで、解釈して記述しておくことが重要です。

② テクストの作成

　さて、いよいよ本格的にテクストを作成します。ラフなデータを、分析可能なテクストとして洗練させてゆくわけですが、根気と時間が必要な作業です。もちろん、観察した日から時間を空けずに書き上げたほうがよいですが、雑なテクストではよい分析ができませんから、腰を据えて、集中して取り組みます。まず、先ほど例示したラフなデータから作成したテクストを見てみたいと思います。

ラフなデータ	テクスト
16:00　医師「もう一度挿管して、しっかり治してから抜管したほうが、もっとよい状態にもっていけるんじゃないかな、と思います。あまり無理をさせても、かえって治りが遅くなってしまいますので」真剣な表情まま、口調穏やかなまま、トーン普通、聞き取りやすい、間をとる話し方、丁寧、視線母親、気配り感。	医師は真剣な表情で、普通の声のトーンで、穏やかな口調のまま、「もう一度挿管して、しっかり治してから抜管したほうが、もっとよい状態にもっていけるんじゃないかな、と思います。あまり無理をさせても、かえって治りが遅くなってしまうので」と説明を続ける。母親の方を見て、聞き取りやすい速さで、一言一言丁寧に、間を置きながら話しており、母親の様子に目を配りながら説明しているように感じられる。
母「はい。」やや低い、やや暗いトーン、落ち着いた、しっかりした口調。やや強張った真顔、眉間よせる、硬い、頷く、医師まっすぐ見たまま、ショック？話から耳をそむける様子はない。	母親は「はい」と、やや低く、暗いトーンだが、落ち着いたしっかりとした口調で相槌をうち、少し眉間をよせて目元に力の入った、やや強張りのある真顔で、小さく頷きながら説明を聞いている。強張った表情だが、まっすぐ医師の方に視線を向け続けており、目に見えて動揺しているようには見えず、医師の説明をしっかりと聞こうとしているように見える。
医師「ただ、朝見たときはもっと苦しそうにしていて、無理かなって思ったんですが、今は少し落ち着いているので。なので、レントゲンを撮ってみてではありますけど、このままいけそうかなぁとも思っています。」悪くない情報、表情口調まま、一定、過剰に期待させないため？	医師は続けて、「ただ、朝見たときはもっと苦しそうにしていて、無理かなって思ったんですが、今は少し落ち着いているので。なので、レントゲンを撮ってみてではありますけど、このままいけそうかなとも思っています」と説明する。表情や口調は先ほどと変わらず、同じトーンで、一言一言丁寧に話し続けており、ネガティブな内容もポジティブな内容も、考えられる事実として同じ重みづけで伝えているという印象を受ける。
母親、真剣な表情まま、一言一言に「はい」。声、表情、変化なし、医師見続ける、気持ちの揺れ見えない	母親は、真剣な表情のまま、医師の一言一言に応えるように、「はい」「はい」と相槌をうって頷きながら説明を聞き続けている。表情や声、口調に明らかな変化はなく、目に見えて、医師の説明に動揺したり、一喜一憂しているようには見えない。
16:02　　医師の横、看護師「朝はねぇ、ほんとに苦しそうだったのよ〜」子どもの状態補足？目じり下げ　小、眉ひそめる。かわいそうな気持ち？明るい声、口調穏やか。	医師の横で医師と母親の様子を見守っていた看護師が、明るく、穏やかな口調で、「朝はねぇ、ほんとに（子どもが）苦しそうだったのよ〜」と、やや目じりを下げて眉をひそめた、苦しそうに見えた子どもを労るような表情で、母親に話しかける。子どもを労りながら、子どもが苦しそうだった状況を補足し、落ち着いている今の状況しか見ていない

	母親と子どもの状態の悪さを共有しようとしているように思われる。
看護師、続けて「一晩よく頑張ったねって感じで！」笑顔、明るくはっきりと。子どもの頑張り、明るくはっきり、励まし？	看護師は続けて、明るく、はっきりとした口調になって、「一晩よく頑張ったねって感じで！」と笑顔で母親に話す。笑顔で、明るくはっきりとした口調になって、子どもの頑張りを強調して伝えていることから、母親を励まして気持ちが前向きになるように声をかけていると感じられる。
母親、微笑む、少し表情崩して看護師見る。「昨日の夜よりは楽そうに見えますね〜」柔らかい口調。昨日よりはまし？少し前向き？落ち込み動揺見えない。	母親はやや表情を崩し、微笑むような表情で看護師の方を見て、柔らかい口調で、「昨日の夜よりは楽そうに見えますね〜」と言う。目に見えて落ち込んだり動揺している様子はなく、「昨日の夜よりは楽そう」という発言から、今の子どもの状況を前向きに考えようとしているように見える。

　テクストを作成する際には、見たこと、聞いたことだけでなく、解釈とその根拠となる情報が十分であるかにも留意します。観察者自身の解釈だけを書き連ねても、ただの妄想になりかねませんし、観察データと呼ぶにふさわしいものにはなりません。解釈を記述する際には、どのような言動や状況があったからそう解釈したのか、根拠となる情報を明確に記述することが大切です。作成したテクストを、他の研究者と共有して、根拠が不明な解釈や、飛躍した解釈がないかを確認することも有効です。

　さて、1つひとつの情報に基づいて、丁寧に解釈をくわえながらテクストを作成する必要があるわけですが、観察でとらえたすべての部分に等しく解釈をくわえるには、大変な労力がかかりますし、それらすべてが自分の研究にとって意味のあるものではないかもしれません。観察でとらえた内容の中で特に重要な部分、変化が生じている部分や、リサーチ・クエスチョンに基づいて設定した観察項目に対応すると思われる部分を見極めながら、それらについて重点的に情報を記述し、丁寧に解釈をくわえることが求められます。そして、テクストを書き終えたら、必ず、観察項目と対応した内容か、観察項目の基となったリサーチ・クエスチョンに対応しているかを確認します。

　テクストの作成は、単に見聞きした情報を文字に書き起こす作業ではな

く、詳細に記述すべき部分を選択し、解釈をくわえるという、分析的な要素を含む作業であるといえます。そのことを自覚したうえで、バイアスがかからないように注意してテクストを作成することが重要です。

③ テクストの違いが分析結果に与える影響

ここまで、観察テクストに何を書くかは研究者次第であり、自身の研究にとって重要な部分を見極めながら、詳細に記述する必要があることを説明しました。ここでは、テクストの書き方が分析にどう影響するのかについて、実際の分析を例に紹介します。

次に示すのは、先ほど例示したテクストの一部分をGTAを用いて分析したものです。プロパティ（特性）とディメンション（次元）とは、GTAの分析で用いる最も抽象度の低い概念で、プロパティはデータをとらえる視点を、ディメンションはその視点から見たときに対象となるデータが取る位置を意味します。細かい切片に切り分けたデータに対して、プロパティとディメンションという抽象度が低い概念を抽出したうえで、それらに基づいてラベル名をつけることで、データに根ざして概念を抽出しようとするわけです（分析方法の詳細は、☞Ⅰ, Ⅱ, Ⅲ）。それでは、まず、記述が不十分なテクストの分析例を見てみましょう。

I:p.27-138
Ⅱ:p.47-54
Ⅲ:p.9-118

「言ったこと」「やったこと」だけのテクストの分析例

#	テクスト	プロパティ	ディメンション	ラベル
30 （切片番号）	医師の横で医師と母親の様子を見守っていた看護師が、「朝はねぇ、ほんとに（子どもが）苦しそうだったのよ〜。一晩よく頑張ったねって感じで」と、母親に話しかける。	話しかける人 話しかける相手 話しかけた言葉 伝えた内容 子どもの頑張りを伝える度合い （子どもが）苦しそうだったとき	看護師 母親 「朝はねぇ、ほんとに（子どもが）苦しそうだったのよ〜。一晩よく頑張ったねって感じで。」 朝は（子どもが）苦しそうだったこと、一晩よく頑張ったと感じたこと 高い 朝まで	子どもの頑張りを伝える看護師

4章　観察法を用いたデータ収集 | 83

| | | 苦しそうだった
ときの限定 | あり [朝は] | |
| | | 苦しそうだと感
じる度合い | 高い [ほんとに] | |

※[ ]内には、そのディメンションを抽出した根拠となる情報を示した。

いかがでしょうか。一見すると、問題がなさそうに見えると思います。しかしこのテクストには、対象者が「言ったこと」や「やったこと」だけで、表情や口調といった「非言語的な情報」が記述されていません。次に、非言語的な情報をくわえた分析例を示します。追加した非言語的な情報とそれに伴って分析が変化した箇所を下線で示しました。

非言語的な情報をくわえたテクストの分析例

#	テクスト	プロパティ	ディメンション	ラベル
30 (切片番号)	医師の横で医師と母親の様子を見守っていた看護師が、<u>明るく、穏やかな口調で、</u>「朝はねぇ、ほんとに（子どもが）苦しそうだったのよ〜」と、<u>やや目じりを下げて眉をひそめた表情で、</u>母親に話しかける。看護師は続けて、<u>明るく、はっきりとした口調になって、</u>「一晩よく頑張ったねって感じで！」と<u>笑顔で</u>母親に話す。	話しかける人 話しかける相手 話しかけた言葉 伝えた内容 声のトーン 話しかける口調 口調が変化する度合い 表情 表情が変化する度合い 子どもの頑張りを伝える度合い （子どもが）苦しそうだったとき 苦しそうだったときの限定 苦しそうだと感じる度合い	看護師 母親 「朝はねぇ、ほんとに（子どもが）苦しそうだったのよ〜。一晩よく頑張ったねって感じで。」 朝は（子どもが）苦しそうだったこと、一晩よく頑張ったと感じたこと。 <u>明るい</u> 穏やかな口調、<u>はっきりとした口調</u> <u>大きい</u> <u>やや目じりを下げて眉をひそめる、笑顔</u> <u>大きい</u> 高い 朝まで あり [朝は] 高い [ほんとに]	<u>笑顔で</u>子どもの頑張りを伝える看護師

※追加した非言語的な情報と、それに伴って分析が変化した箇所を下線で示した。

ここで注目したいのは、「朝はねぇ、ほんとに苦しそうだったのよ〜。一晩よく頑張ったねって感じで！」という短い声かけの中でも、表情や口調が変化していることです。「朝はねぇ、ほんとに苦しそうだったのよ〜」と「一晩よく頑張ったねって感じで！」という言葉の間は息継ぎ程度の間隔だったので、ひとつながりの声かけのようにも思えましたが、非言語的な情報にも注意を払って観察してテクストを作成すると、短い声かけの中に生じていた小さな変化をとらえることができ、それぞれの言葉に異なる意図がある可能性にも気づくことができます。

　しかし、このテクストでは、新しいプロパティとディメンションを追加できたものの、ラベル名はあまり変わり映えがなく、分析結果に大きな変化がないように見えます。これは、まだ「解釈」がくわえられていないためです。非言語的な情報を含めた詳細な記述は、解釈を支える「根拠」として重要な意味をもつもので、解釈をくわえることでその真価を発揮します。次に、解釈をくわえたテクストの分析例を示します（pp.86-87）。追加した解釈と、それに伴って分析が変化した箇所を下線で示しました。

　1つひとつの言動の意図を解釈しながらテクストを作成すると、この短い声かけの中に、異なる内容のプロパティとディメンションが含まれていることが明確となり、2つの切片に分けて分析したほうがよいことがわかります。このように、テクストに何を書くかは分析に大きく影響します。非言語的な情報も含めて、根拠となる情報を詳細に記述し、解釈をくわえてテクストを作成することが大切です。

解釈をくわえたテクストの分析例

#	テクスト	プロパティ	ディメンション	ラベル
30 ①	医師の横で医師と母親の様子を見守っていた看護師が、明るく、穏やかな口調で、「朝はねぇ、ほんとに（子どもが）苦しそうだったのよ〜」と、やや目じりを下げて眉をひそめた、<u>苦しそうに見えた子どもを労るような表情で</u>、母親に話しかける。<u>子どもを労りながら、子どもが苦しそうだった状況を補足し、落ち着いている今の状況しか見ていない母親と子どもの状態の悪さを共有しようとしているように思われる。</u>	話しかける人 話しかける相手 話しかけた言葉 伝えた内容 声のトーン 話しかける口調 表情 （子どもが）苦しそうだったとき 苦しそうだったときの限定 苦しそうだと感じる度合い 推測する話しかけた言葉の意図 子どもの朝の状況と母親が見ている状況のギャップ 推測する子どもの状態の悪さを共有しようとする度合い	看護師 母親 「朝はねぇ、ほんとに（子どもが）苦しそうだったのよ〜」 朝は（子どもが）苦しそうだったこと 明るい 穏やかな口調 <u>子どもを労るような表情</u>[やや目じりを下げて眉をひそめる] 朝まで あり[朝は] 高い[ほんとに] <u>母親の知らない状況の補足、子どもの状態の悪さの共有</u> 大きい <u>中〜高い</u>	<u>朝の（子ども）苦しそうな様子を共有する看護師</u>

解釈をくわえたテクストの分析例 (つづき)

#	テクスト	プロパティ	ディメンション	ラベル
30 ②	看護師は続けて、明るく、はっきりとした口調になって、「一晩よく頑張ったねって感じで！」と笑顔で母親に話す。<u>笑顔で、明るくはっきりとした口調になって、子どもの頑張りを強調して伝えていることから、母親を励まして気持ちが前向きになるように声をかけていると感じられる。</u>	話しかける人 話しかける相手 話しかけた言葉 伝えた内容 声のトーン 話しかける口調 口調が変化する度合い 表情 表情が変化する度合い 子どもの頑張りを伝える度合い 推測する子どもの頑張りを伝える意図 推測する母親励まそうとする度合い 励ます方法	看護師 母親 「一晩よく頑張ったねって感じで！」 子どもの頑張りを伝える 明るい はっきりとした口調になる 大きい 笑顔になる 大きい 高い <u>母親を励ます[笑顔で、明るくはっきりとした口調で強調して伝える]</u> 高い 子どもの頑張りを伝える	<u>励ますように子どもの頑張りを伝える看護師</u>

※追加した解釈と、それに伴って分析が変化した箇所を下線で示した。

Ⅰ:p.119-130
Ⅱ:p.49-50
Ⅲ:p.98-101

　最後に、前出の2切片を含む37切片を分析した**カテゴリー関連図**（☞Ⅰ,
Ⅱ, Ⅲ）を参考として示します（図4-13）。四角内にはカテゴリー名と、各
カテゴリーを構成するラベル名を記載し、前出の2切片のラベル名を下線
で示しています。

　関連図を見ると、解釈をくわえたことで、異なる切片として分析した2
切片のラベルが、《シビアな情報を伝える》と【子どもの頑張りを伝える】
という、別のカテゴリーを構成する下位概念となっていることがわかりま
す（下線部分）。このように、テクストを詳細に記述し、適切な解釈をく
わえて作成することで、現象を構成する、より多くの概念を正確に把握し、
複雑な現象の構造をとらえることが可能になります。ところで、先に述べ
たように、1つのデータを分析したら、把握された現象とリサーチ・クエ
スチョンが対応しているのかを確認します。リサーチ・クエスチョンは、
「両親は子どもがPICUに入室中にどのような体験をするのか」というも
のなので、医療者が子どもの情報をどのように伝え、母親はそれにどう応
じていたかをとらえた現象は、リサーチ・クエスチョンに対応していると
いえるでしょう。

　テクストは、観察の場で生じる様々な事象の中から、研究者自身が何を
見るかの焦点を定めて観察し、見聞きした事柄に対して解釈をくわえなが
ら記述するという、選択的で分析的な記録です。そのことをよく自覚した
うえで、それが、バイアスのかかったものとならないように、慎重に作成
することが重要です。

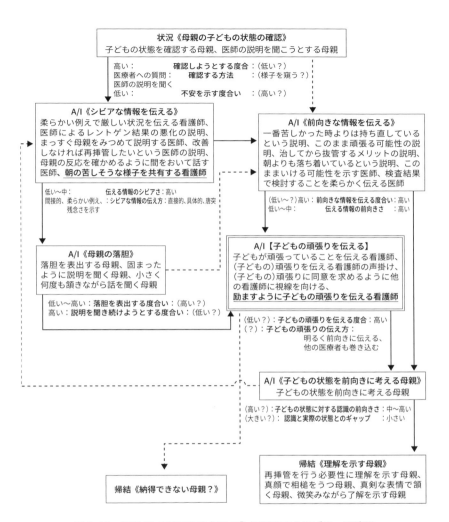

状況《母親の子どもの状態の確認》
子どもの状態を確認する母親、医師の説明を聞こうとする母親

高い： 確認しようとする度合：（低い？）
医療者への質問： 確認する方法 ：（様子を窺う？）
医師の説明を聞く
低い： 不安を示す度合 ：（高い？）

A/I《シビアな情報を伝える》
柔らかい例えで厳しい状況を伝える看護師、医師によるレントゲン結果の悪化の説明、まっすぐ母親をみつめて説明する医師、改善しなければ再挿管したいという医師の説明、母親の反応を確かめるように間をおいて話す医師、<u>朝の苦しそうな様子を共有する看護師</u>

低い～中： 伝える情報のシビアさ：高い
間接的、柔らかい例え：シビアな情報の伝え方：直接的、具体的、唐突
残念さを示す

A/I《前向きな情報を伝える》
一番苦しかった時よりは持ち直しているという説明、このまま頑張る可能性の説明、治してから抜管するメリットの説明、朝よりも落ち着いているという説明、このままいける可能性を示す医師、検査結果で検討することを柔らかく伝える医師

（低い～？）高い： 前向きな情報を伝える度合：高い
低い～中： 伝える情報の前向きさ ：高い

A/I《母親の落胆》
落胆を表出する母親、固まったように説明を聞く母親、小さく何度も頷きながら話を聞く母親

低い～高い：落胆を表出する度合：（高い？）
高い：説明を聞き続けようとする度合：（低い？）

A/I【子どもの頑張りを伝える】
子どもが頑張っていることを伝える看護師、（子どもの）頑張りを伝える看護師の声掛け、（子どもの）頑張りに同意を求めるように他の看護師に視線を向ける、<u>励ますように子どもの頑張りを伝える看護師</u>

（低い？）：子どもの頑張りを伝える度合：高い
（？）：子どもの頑張りの伝え方：
明るく前向きに伝える、
他の医療者も巻き込む

A/I《子どもの状態を前向きに考える母親》
子どもの状態を前向きに考える母親

（高い？）：子どもの状態に対する認識の前向きさ：中～高い
（大きい？）： 認識と実際の状態とのギャップ ：小さい

帰結《納得できない母親？》

帰結《理解を示す母親》
再挿管を行う必要性に理解を示す母親、真顔で相槌をうつ母親、真剣な表情で頷く母親、微笑みながら了解を示す母親

図4-13 【子どもの頑張りを伝える】に関するカテゴリー関連図
※四角内にはカテゴリー名と、各カテゴリーを構成するラベル名を示した。
※前出の2切片のラベルを下線で示した。

3　観察の視点によるとらえ方の違い

　ここまで、観察の場で「何を見るか」そしてテクストに「何を書くか」
は研究者次第であり、様々なことが起きている観察の場から、リサーチ・
クエスチョンに基づいて設定した具体的な観察項目に沿って、意味のある
データを取り出すことが重要であることをお伝えしました。これはつまり、
たとえ同じ場でおこなった観察であっても、観察しようとする視点、つま
り観察項目が異なれば収集されるデータも変わるということです。ここで
は、実際に同じ場で、異なる観察項目に沿って2人の観察者が同時に観察
をおこなったデータを例に、収集されるデータがどう変わるのかを紹介し
たいと思います。

　ところで、観察項目に沿って意味のあるデータを収集するためには、観
察項目自体が適切なものであることも重要です。観察項目は、フィールド
ワークをおこなう中で修正したり、より具体的な項目を設定することで、
実際のフィールドで日々起こっている出来事に合わせて、リサーチ・クエ
スチョンに対応するデータを収集することを目指します。例えば、データ
収集開始時に、「OQ3：子どもに処置やケアがおこなわれる場で、両親、
医療者、子どもはどのようなやりとりをおこなっているのか」という観察
項目を設定していましたが、実際に両親と医療者が入院している子どもに
おこなう行為には、処置やケアとは別に、子どもを抱く、子どもの手形を
とるといった、処置やケアとは関係のないものもあり、処置のように医療
者主導でおこなわれるものと、子どもの抱っこや手形のように、両親が中
心となっておこなうものでは、注目すべき点が異なると考えました。そこ
で、「OQ3-1：子どもに処置をおこなう場で、医療者は両親と子どもにど
のように関わるのか。両親はその場で何をおこなっているのか」「OQ3-
2：子どもにケアをおこなう場で、両親、医療者、子どもはどのような
やりとりをおこなっているのか。両親の担う役割は何か」「OQ3-3：両親は
子どものために何をするのか。医療者は両親をどうサポートするのか」と

いった、より具体的な観察項目を設定しました。

　以下に紹介するデータは、入室中に1歳の誕生日を迎えたFくんに、両親が4歳の姉を連れて面会し、看護師と一緒に、Fくんの誕生日の記念に手形をとったときのものです。観察者Xの観察項目は、前出のOQ3を基に設定した観察項目のひとつ、「OQ3-3：両親は子どものために何をするのか。医療者は両親をどうサポートするのか」でした。観察者Yの観察項目は、「きょうだいが面会する場で、医療者はきょうだいにどのようにかかわるのか。そのときの両親の対応はどうか」というもので、もともとの「OQ5：きょうだいが面会する場で、どのようなやりとりがおこなわれるのか」に基づいて、より具体的に設定した観察項目のひとつです。以下の例では、それぞれの観察項目を「OQ（X）」「OQ（Y）」と表記します。まず、2人の観察者がそれぞれの観察項目に沿って、観察の場で生じている様々な出来事の中で、どこに焦点を定めて観察しているのかを見てみましょう。

異なる観察項目で観察したテクストの比較-1

　観察場面概要

　個室に入室中のFくん（1歳）の誕生日記念に、両親が4歳の姉を連れて面会し、看護師（NsU）と一緒にFくんの手形をとっていた場面。Fくんは呼吸器を使用中で意識のない状態だった。姉はベッドから1.5m程離れた場所で、看護師（NsT）と遊んで過ごしていた。

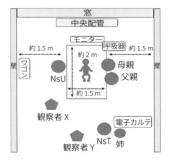

　以下は、Fくんの右手の手形をとり終わった両親とNsUが、Fくんの左手の手形をとり始めようとしているところから始まる一部分。

【観察項目】

観察者X

・OQ（X）：両親は子どものために何をするのか。医療者は両親をどうサ

ポートするのか。

観察者Y

- OQ（Y）：きょうだいが面会する場で、医療者はきょうだいにどのように関わるのか。そのときの両親の対応はどうか。

（OQ（X）はOQ3を基に、OQ（Y）はOQ5を基に、より具体的に設定した観察項目。）

観察者	X	Y
OQ	OQ（X）	OQ（Y）
16:52	母親がFくんの左側ベッドサイドに立ち、父親もその隣に立つと、NsUはFくんの右側ベッドサイドに立って、「うん、じゃあさっきとおんなじようにやりますねー」と明るく声をかける。 　Fくんの左手には点滴が入っており、父親が、Fくんの左手を触りながら、普通の声のトーンで、やや心配そうに、「これ入ってて触って痛くないかな、大丈夫？」と言ってNsUの方を見る。Fくんの手は、軽くグーをするように、指を曲げたかたちとなっている。手形をとるためには点滴が入っている左手の指を伸ばす必要があるため、父親は不安を感じているようである。 　NsUは、すぐに、小さく頷きながら、明るく、柔らかい口調で、「あ、針は痛くないですよ。大丈夫です」と答える。すぐに、柔らかい口調で声をかけており、父親が安心して手形をとれるように配慮しているよう	ベッドサイドでは、両親がFくんの左側ベッドサイドに移動してFくんの左手の手形を取り始めている。 　姉は、ベッドから1.5m程離れた電子カルテのあるカートの前で、手動のポンプを使って風船を膨らませており、両親とNsUがFくんの手形をとっているベッドの方を見ることはない。時折、明るく声を上げながら笑顔で遊んでおり、楽しそうに見える。 　NsTは、姉の横に立って、姉が膨らませている風船と風船を膨らませるポンプの接続部分を持って手伝っており、ベッドサイドに行くように促すことはなく、姉がやりたいことに合わせて関わっているようである。 　ベッドサイドでは、NsUが明るく、「あ、針は痛くないですよ。大丈夫です」と両親に声をかけており、Fくんの点滴についてやりとりをしている。
16:54	に感じられる。 　NsUが「大丈夫です」と言うと、電子カルテの前で姉の相手をしているNsTが、ベッドサイドの両親の方を見て、明るくはっきりとした口調で「柔らかい、糸みたいなやつが入ってるんですよ〜」と説明する。 　NsTが両親に声をかけると、NsUは、笑顔で「そうそう」と言って頷いている。 　NsUの発言に続いてすぐに両親に	NsTは、NsUの、「・・・。大丈夫です」という声が聞こえると、すぐに、両親の方を見て、明るくはっきりとした口調で「柔らかい、糸みたいなやつが入ってるんですよ〜」と声をかける。 　NsTは、姉のそばを離れずに対応し、両親に声をかけるとすぐに姉の方に視線を戻して姉が風船を膨らませるのを手伝っており、ベッドサイ

声をかけていることから、NsTが、姉と遊びながらもベッドサイドの様子に注意を向け、両親が安心して手形をとれるように、NsUと連携しているように感じられる。 　父親は、柔らかい表情で、「あ、そうなんだ」と言うと、母親と一緒にFくんの左手を持ち、左手の手形をとる作業を始める。表情や、声の明るさから、看護師の説明に安心して、手形をとり始めることができているように見える。	ドに注意を向けながらも、姉との関わりを優先しているように見える。 　姉はベッドサイドに視線を向けることなく、笑顔で風船を膨らませ続け、遊びに集中しているようである。

※文中に引用した部分を下線で示した。

　どちらも、同じ場で観察をおこなって作成したテクストですが、観察項目の違いによって注目している点が異なることがおわかりいただけると思います。

　16:52〜16:54までの部分を見ると、OQ（X）では、両親が子どものために何かをする際に、看護師がどうサポートしているのかが見たいので、ベッドサイドでの両親とNsUのやりとりに注目し、両親がFくんの手の点滴を気にかける様子や、それに対するNsUの対応をとらえています。

　一方で、OQ（Y）で知りたいのは、きょうだいに対する看護師の対応を中心としたやりとりなので、電子カルテが置かれているカートの前での、姉とNsTとのやりとりを中心に観察しています。OQ（Y）のテクストには、周囲の状況としてベッドサイドの両親やNsUの情報も含まれていますが、OQ（X）のテクストとは、詳細さが異なります。観察テクストで一番重要なのは、観察項目に対応する部分が詳細に把握できていることです。もし、観察項目に沿って焦点を定めずに、あっちもこっちもと散漫な観察をしてしまうと、2つの観察項目のどちらに対しても不十分な、ぼんやりとしたテクストになってしまいます。

　さて、2人の観察者は、それぞれの観察項目に沿って、異なる現象をとらえようとしているわけですが、同じ場で生じているものなので、同じデータが共有されることもあります。例えば、16:54からのテクストでは、ベッドサイドでの両親とNsUの点滴に関するやりとりに、電子カルテの

前にいたNsTが「柔らかい、糸みたいなやつが入ってるんですよ〜」（下線部）という声かけで参加しています。ここで注目したいのは、NsTの発言自体は2人の観察者にとって共通したものですが、それに対する解釈の視点が異なっているという点です。

OQ（X）のテクストでは、NsTが、電子カルテの前にいながらも、ベッドサイドのやりとりにすぐに対応し、両親が安心して手形をとれるように、2人の看護師がスムーズに連携していると感じられたという解釈がくわえられています。一方で、OQ（Y）のテクストでは、NsTが、姉のそばを離れずに対応している点に注目して、NsTが、ベッドサイドの両親にも注意を払いながらも、姉との関わりに重きを置いて対応する様子がとらえられています。

このような解釈の違いは、どちらかが間違っているということではありません。1つひとつの言動は、その場で生じる相互作用の中で、同時に複数の意味をもつ可能性があるものです。例えば円錐が、真横から見れば三角形に、真上から見れば円形に見えるように、それをどの視点から見るかによって、とらえられるものが異なる可能性があるわけです。この場面では、NsTの言動が、それぞれの観察項目に対応する現象のどちらにも関わっていて、2人の観察者が、それぞれの観察項目に沿った視点からとらえて解釈したことで、結果的に、それぞれのテクストに何を書くかが異なっていたということです。

それでは、先ほどのテクストの続きをもう少し見てみましょう（pp.95-96「テクストの比較-2」）。今度は、それぞれのテクストの分量の違いに注目したいと思います。

ここでは、ベッドサイドにいる両親・NsUと、電子カルテの前の姉・NsTが直接やりとりをすることはなく、2人の観察者は、それぞれの観察項目に沿った、主たる対象者同士のやりとりに注目して観察をおこなっています。同じ時間の観察ですが、2つのテクストを比較すると、OQ（Y）のテクストのほうが、分量が多くなっています。「異なる観察項目で観察したテクストの比較-1」で示したテクストを振り返ると、OQ（X）のテクストのほうが、分量が多くなっていました。

観察者	X	Y
OQ	OQ（X）	OQ（Y）
16:55	NsUは父親の左隣に移動してスタンプ用のインクを持ち、両親は2人でFくんの左手を持って、スタンプ用のインクにFくんの手の平を押し当てている。 NsUはインクを下から支えるように持ちながら、Fくんの手には手を伸ばさずに、「そうそう、指を伸ばしてあげて、しっかりつけてあげてくださいね〜」とアドバイスをしており、両親が主体となって手形がとれるようにサポートしているように見える。 両親がFくんの手をインクに押し当てていると、NsUは、明るく、柔らかい口調で、「Fくん、パパとママ上手ね〜」と、Fくんに声をかけるように両親の手技を褒めており、Fくんを含めた4人で手形とりをしているという雰囲気に感じられる。 NsUが、「Fくん、パパとママ上手ね〜」と言うと、母親は、明るく、柔らかく「フフ」と声を出して笑い、父親も「ハハ」と声を出して笑っている。 母親は笑いながらFくんの顔の方に視線を向けて、「F〜、ママたち上手にできてる〜？」と、明るくFくんに声をかけ、Fくんを交えたやりとり楽しみながら、手形とりをおこなっているように見える。	NsTは、姉が風船を膨らませるのを手伝いながら、少しかがんで姉の顔の近くに自分の顔を近づけると、やや小さめの、姉に聞こえるくらいの声で、「ねぇねぇ、これ終わったらさ、お手伝いしない」とベッドの方を指さして、手形への参加を提案する。 姉は手元を見て風船をいじり続けながら、3秒程の間をあけて、「やだ」とはっきりと言う。うつむいているため表情が見えないが、笑顔ではなく、真顔のようである。 NsTは、かがんだ姿勢のまま、やや小さく、穏やかな口調で「あら、やなの」と言う。さらに、「今しかできないよ」と、続けて姉に声をかける。繰り返し促していることから、姉にも手形に参加してほしい気持ちが強いように見える。 姉は無言で、風船と風船用のポンプをいじっている。真顔で、楽しそうな表情ではなく、遊びに夢中になっているというよりも、お手伝いをしないという意思表示をしていると感じられる。 ベッドサイドでは、両親とNsUが明るくやりとりをしながら手形をとっており、姉とNsTの方を見ることはなく、手形に集中している。 姉は、無言で、風船を膨らませるポンプをシュポシュポと動かし続け、風船が7割ほど膨らんだところで（棒状の風船で、先端から10cm程が膨らまずに細く触覚のようになっている状態）、普通の声のトーンで、「これでいい」と言って手を止める。 NsTは、おどけるようにやや声を高くして、「えぇ？」「これでいいの？これどうするの〜？」と言って、ポンプから風船を外すと、風船の口を結び始める。明るく、風船についてやりとりしており、手形への参加を

観察者	X	Y
OQ	OQ（X）	OQ（Y）
		促すことはいったんやめて、姉のやりたいことを優先して関わっているようである。
16:57	電子カルテの前では、姉がNsTと風船で遊んでおり、きゃっきゃと明るく声をあげて笑っている。 　両親は、電子カルテの前でNsTと遊んでいる姉の方を見ることはなく、姉はNsTに任せて、手形に集中しているようである。	姉は、明るい声で「うん」と言って、NsTが口を結んだ風船を受け取ると、きゃっきゃといたずらっぽく笑いながらNsTの方を見て、風船を振り回している。

　これは、それぞれの観察項目にとって重要なデータとなる言動の量による違いです。OQ（Y）は、「きょうだいが面会する場で、医療者はきょうだいにどのように関わるのか。そのときの両親の対応はどうか」というものですが、「異なる観察項目で観察したテクストの比較-2」のOQ（Y）のテクストを見ると、NsTが、姉に手形への参加を繰り返し促していたことがわかります。観察テクストは、自身の観察項目に沿って意味のある事柄を見極めて、その部分を詳細に記述し、解釈する必要がありますから、観察項目に対応する言動が多くなれば、それに比例してテクストの分量は増えることになり、単純に観察した時間に比例するものではありません。さらに言えば、観察者の、意味のあるデータをとらえる能力にも左右されるため、同じ観察項目で同じ場面を観察していても、観察者によって、テクストの詳細さや分量が異なったものになると思います。

　最後に、もう1つ、続きのテクストを紹介します（pp.97-98「テクストの比較-3」。これは、OQ（X）に対応する場面の主な登場人物だった両親とNsUが、OQ（Y）に対応する場面の登場人物になった部分です。

　OQ（Y）のテクストを見ると、Fくんの手形をとり終わった両親とNsUが、電子カルテの前の姉の発言に反応して、姉に対して関わり始めた様子が書かれています。一方で、OQ（X）のテクストでは、Fくんの手形をとり終えたところで終わっています。OQ（X）は、「両親は子どものために何をするのか。医療者は両親をどうサポートするのか」というものだった

観察者	X	Y
OQ	OQ（X）	OQ（Y）
16:58	NsUは、両親がFくんの左手にインクをつけ終わると、インクをNsUの左側、Fくんの足元のベッド上に片づける。続けてNsUは、Fくんの足元に用意してあった、カッターの下敷きのような板に載せた台紙を手に取り、両親の目の前のベッド上に置くと、「行くよ、せ〜の、よいしょ〜！」と掛け声をかける。 　両親は、NsUの掛け声に合わせて、一緒にFくんの左手をベッド上に置かれた台紙に押し当てている。 　両親がFくんの左手を紙から離すと、すぐにNsUと両親は手形が押された紙を見て、「NsU：わ〜！上手〜！」「父親：おぉ〜！」「母親：わ〜！」と今までよりも大きな声で明るく歓声をあげ、NsUと母親は小さく手を叩いて喜んでいる。 　両親は笑顔で顔を見合わせると、穏やかな表情でFくんの方に視線を向けており、Fくんの手形をとることができたことを喜んでいるようである。	ベッドサイドの両親とNsUが、Fくんの左手の手形をとり終えて、「上手〜！」「おぉ〜！」と、明るく歓声をあげている。 　両親とNsUが歓声を上げたあと、それに続くように、姉が右手にもっている風船を頭上にかざし、笑顔でベッドサイドの方を見て、明るく大きな声で、「にょろにょろ〜！」と声をあげる。姉は、ベッドサイドの方を見ているものの、風船に関する声をあげており、手形がとれたことに反応したというよりも、風船でNsTと遊んで姉の気持ちが高揚したタイミングと、場の雰囲気が盛り上がったタイミングがたまたま重なって、姉がさらに盛り上がったと感じる。
17:00		姉が「にょろにょろ〜！」と声をあげると、ベッドサイドの母親は、柔らかい口調で、「にょろにょろ〜」と、姉の言葉を繰り返して笑顔で姉の方を見る。 　父親は、「えぇー？」と言って笑いながら姉の方を見たあと、目の前の、今とり終えたFくんの手形の方を見て、「すごいよ〜」と姉に声をかけ、手形の方に姉の興味を引こうとしているようである。 　ベッドサイドのNsUは、手形を見ながら、「ね、上手」と言うと、電子カルテの前の姉の方を見て、声のトーンを高く、より明るい声になって、「ね、お姉ちゃんもやる？」と手形を見せながら姉を誘う。

観察者	X	Y
OQ	OQ（X）	OQ（Y）
		NsUが姉を誘うと、すぐに、それに続けて父親も、「い〜じゃん。やってみようよ」と明るく声をかける。 　続けて、姉の隣にいたNsTが「ぺったんしてみる？」と声をかけると、姉は、明るい声で、「幼稚園でやってるの〜」と言って笑顔でNsTの方を見る。笑顔で、手形をやったことがあると話し、手形の話題に今までよりも前向きになっているように見える。

ので、このとき、観察者Xは、手形をとり終えた両親とNsUの関心が姉の方に移ったことで、自身の観察項目に対応する場面は一区切りついたと判断し、その場にとどまりながらも、観察を中断してメモの確認や補足をおこなっていました。観察者Yにとっては、自分が見ようとしている現象に、両親やNsUもくわわって、さらに複雑な相互作用が生じていますから、これを見逃すわけにはいきません。それまでよりも、両親やNsUの言動にも注目して、観察を継続しました。つまり、「異なる観察項目で観察したテクストの比較-2」の時点では、OQ（Y）に対応する場面の主な登場人物は姉とNsTでしたが、「異なる観察項目で観察したテクストの比較-3」の時点では、両親とNsUも主な登場人物の一員となったわけです。

　観察の場で何を見るかは、観察項目を踏まえて、その場に関わる人々の動きや状況の変化に合わせて、臨機応変に判断することが求められます。そして、目の前で生じた様々なやりとりをどうとらえて、何をテクストに記述するかは、何を意味のあるデータだととらえるかによって大きく異なります。ただし、すべての観察項目は、リサーチ・クエスチョンに対応するデータを収集するためのものでなくてはなりません。この研究のリサーチ・クエスチョンは、「① 両親は子どもがPICUに入室中にどのような体験をするのか」というものです。研究開始時にあげたOQ1〜5（p.27）以外にも、OQ（X）やOQ（Y）のように、より具体的な観察項目を複数用意しておき、観察項目に沿って焦点を定めて観察をすることで、「両親の

体験」を詳細に把握することができました。

　リサーチ・クエスチョンに対応するリッチなデータを収集するためには、フィールドでのデータ収集のときはもちろん、テクストの作成や、収集したデータを分析する過程全体を通して、観察項目を洗練させておくことが重要です。

5章　インタビュー法を用いたデータ収集

　観察法の話に続いて、ここではインタビュー法を用いたデータ収集について考えてみたいと思います。とはいうものの、私が考えるインタビューの基本（☞Ⅱ）、気をつけること（『質的研究法ゼミナール』2013, pp.22-47）、ゼミでのトレーニングの状況（☞Ⅱ）については、すでに拙著に書きましたので、まずそれらをご覧いただくほうがよいと思います。本章では、「1 焦点を定めてデータ収集する」ための注意点を述べたあとで、「2　データ収集の実際」として、インタビューの場での具体的なやりとりを紹介します。その中で、表面的でない話をどう引き出すのか、変化の流れをどう把握するのか、語り手の体験を言語化するための共同作業について考えてみたいと思います。

Ⅱ:p.35-38

Ⅱ:p.77-86

1　焦点を定めてデータ収集する

　観察と同じで、インタビューにおいても「どこに焦点を定めるか」は重要です。本書で紹介した、観察を先におこなってからインタビューするというやり方であれば、観察データを通して語り手の様子がわかっているので、少なくとも、それらに関連した質問項目（表5-1, p.105）を選んで話を聞くことができ、そこから話を掘り下げたり、広げたりできる可能性があります。

　しかし、実際には、ほとんど情報がない中でインタビューを始めなければならないことのほうが多いと思います。もちろん、理論的サンプリングによって対象者を選択しているわけですが、適切な語り手を選んだつもりでも、その人がどんなデータをもっているのか、何を話してくれるのかは、

実際にインタビューするまでわかりません。ですから、リサーチ・クエスチョンを意識しながら語り手の話を聞き、掘り下げるべき内容を探る必要があります。言うまでもなく、データ収集の目標は、**リサーチ・クエスチョンに対応すると思われるデータをたくさん集めること**です。そうすれば、プロパティとディメンションが豊富な、いわゆるリッチなデータとなり、分析の際に現象を構成する概念が抽出しやすくなります。

　しつこいようですが、GTAでとらえたいものは、ある状況が異なる状況に変化する際に、どのようなプロセスをたどるのかということです。もちろん、プロセスは1つではありません。多くとらえるほどよいということになります。どうすれば、そんなデータが収集できるのでしょうか。

　ストラウス版GTAの基となる、シンボリック相互作用論（symbolic interactionism）では、人は社会的相互作用の中で対象を意味づけ、ふさわしいと思う役割を担って行動すると考えられています。インタビューにおける聞き手と語り手の関係も同じです。よいデータを収集したいのであれば、語り手がスムーズに話すことのできる場をつくることが大切です。ここでは、そのために注意すべき点をあげてみます。

　まず、インタビューには制限時間があります。人が集中できる時間は長くても90分といわれていますから、できれば60分以内に終わるように計画したいところです。時間に制限があるので、なるべく短時間のうちに、語り手が「話しても大丈夫」とか、「話してあげよう」と思える状況をつくることが大切です。ここに時間を使ってしまうと、十分なデータを収集できなくなってしまいます。

　次に、インタビューを始めたら、語り手に合わせて話しやすい雰囲気を作ります。インタビューの原則は、聞き手はなるべく話さず、短く問いかけて、リサーチ・クエスチョンに沿った現象についての話を掘り下げていくことです。しかし、どんな問いをどう出せばよいかは、語り手によって異なりますから、それを探るために、わざとインタビューの本題とは関係がなさそうに見える話をすることもあります。

　こちらの意図が伝わらないニュートラルなかたちで問いかけ、自由に話してもらうことも大切です。雑談をしているわけではないので、リサー

チ・クエスチョンに対応した話から大きくズレないように舵取りをします
が、語り手には舵取りされたと感じさせないように、むしろリラックスし
て雑談をするように、自分が話したいことを自由に話したと感じてもらう
ことが望ましいと思います。

　さらに、抽象的な話にならないように気をつけ、「例えば？」と促して
具体的に話してもらうことも必要ですし、自分のバイアスのかかった解釈
とならないように気をつけ、話の中で理解できない点や、話の辻褄が合わ
ない点があれば、しつこいかなと思っても質問して、語り手の話を正確に
理解することが必要です。

　いずれにしても、データ収集の道具である自分の強みと弱みを意識する
ことは重要です。その上で、本番のインタビューでは、弱点を露呈しない
ように気をつけます。例えば、おしゃべりな人は、インタビュー中は「発
言は最小限」と自分に言いきかせるとか、表情が乏しい人は、にこやかに
振る舞うとか・・・、ちょっとした努力で収集できるデータの質が高くなる
可能性が高いので、自分という道具の精度を高め、ベストコンディション
でデータ収集に臨むことが大切です。

　では、概説はこのくらいにして、具体的な話に進みたいと思います。

2　データ収集の実際

　インタビューはタペストリーのようなものだと思います。タペストリー
では、表面に出ている横糸が主役となって作品を創り上げます。こちらが
語り手の話です。そして、隠れて見えなくなる経糸（縦糸）が聞き手の質
問です。しかし、経糸の役割はとても重要です。経糸がきちんと張られて
いないと、横糸をうまく織り込んでいくことができません。同じように、
聞き手は黒子であり演出家で、作品に大きな影響を与えながらも、前面に
出ることはありません。まず、この点を意識すべきだと思います。

　私がインタビューで心がけていることは3つあります。まず、表面的で
ない話を引き出すことです。具体的な話を伺うのは当然ですが、それにく

わえて、どんな体験にも表と裏があるはずですから、両面のデータを収集したいと考えています。ですから、よい話しか出ないときには、わざと反対の話が出るような問いかけをします。

　次に、体験の流れを把握することです。インタビューでは、語り手に自由に話してもらうわけですから、話の順序がバラバラになることが多いと思います。出てきた話を聞き手が頭の中で時間軸に沿って並べ替えたときに、語り手がどのような体験をたどったのかを、聞き手が説明できるレベルに至るまで、詳しく話してもらうことが必要です。特に、語り手から見たときに変化のきっかけが何だったのかを明確にすることはとても重要です。また、ある体験が、他の体験にどのような影響を与えているのかについても、知ろうとします[註]。

　最後に、インタビューを通して、語り手の体験や考えをなるべくたくさん、自分の言葉で表現してもらうように働きかけます。語り手自身が、ある現象をどうとらえているのかをデータにするためには、聞き手の質問に「はい」や「そうですね」などと回答してもらうだけでは不十分です。聞き手の問いかけが刺激となって、語り手が自分の体験や考えを十分に言語化することが必要なのです。ですから、それを促すために、いろいろな角度から質問します。

　もちろん、言うは易し、おこなうは難しで、試行錯誤の繰り返しですが、以下に実際のインタビューでのやりとりの例を紹介したいと思います。

（1）インタビュー例1──表面的でない話を引き出す

　最初に紹介するのは、産院から戻って3日目に、元気だった赤ちゃんの様子がおかしくなってしまった若い両親のインタビューです。近くの病院に連れて行くと「心臓止まりかけてます」と言われ、急遽、救急車でPICU（小児集中治療室）のある病院に転院となった日に、医師からの病

[註] 念のために申し上げますが、データ収集の段階では、単に時間軸に沿った流れを把握するだけです。概念同士を関連づけたプロセスは、分析をやってみるまでわかりません。

104

状説明がありました。そのときの録音と、それを文字に起こしたテクストを分析し、表5-1のような質問項目を考えました。もちろん、すべてを尋ねるつもりはなく、両親の反応を見ながら、このうちのいくつかを質問したいと考えました。

表5-1　インタビューの質問項目

IQ1：両親は、医療者とのやりとりをどう感じたのか。

IQ2：両親は、子どもの状態と治療をどう理解し、どう感じているのか。

IQ3：両親は、子どもの状態と治療を理解するために何をするのか。

IQ4：両親は、話を聞いたあと、誰にどうサポートしてもらったと感じているのか。

IQ5：両親は、日々の医療者とのやりとりをどう感じているのか。

IQ6：両親は、子どもがどのようなケアを受けていると感じているのか。

IQ7：両親は、PICUの物理的な環境をどう評価し、適応しようとしているのか。

　インタビューは入院から5日後で、赤ちゃんの状態は少しずつ快方に向かい始めたころでした。この研究は、PICUでおこなっているので、そのPICUで働く共同研究者（看護師）経由で両親に研究の説明文を配付してもらい、協力してもよいと考えた両親だけが私たちに連絡をくださるというかたちをとっています。もちろん、どなたが協力くださったかや、収集したデータ自体をPICUの共同研究者と共有することはありません。しかし、両親にとっては会ったこともない外部の人からの依頼ですから、警戒なさるのは当然です。また、子どもが重症で入院しているのに、余計なことに時間を使いたくないとお考えになるのも自然なことだと思います。結果的に、インタビューを受けてくださるのは、PICUの医療者に感謝し、好印象をもっている方がほとんどです。医療スタッフに不満をもち、話してすっきりしたいという場合もありますが、かなり稀です。

　このような背景もあり、スタッフや病院を賞賛する話は容易に出てきますが、反対のものはなかなか出てきません。このインタビューもそうでした。しかし、先に述べたように、物事には表と裏の両面があるはずです。どんなによい環境であっても、なにかしら気になることがあるはずだと考

えておくべきです。このときは、母親から医療や施設についてのよい話が続く中、満足でない点はないかと考えながら聞いていると、以下の話が出てきました。

> **母親**：まぁ、限られた面会時間なので、「昨日の夜はこんな感じでした」「今日のお昼はこうでした」とか、「ちょっと動いてましたよ」とか、「ミルクが始まりました」とか、何かそういう、会えない時間の共有っていうのは、看護師さんが結構、積極的にしてくださる印象は …印象っていうか …してくださいますね、はい。…まあ、印象か。

　ここで、母親が「印象」と「してくださいます」の間で少し揺れたように感じたので、もう少し聞いてみたいと思いました。「必要な話は、いつも十分にやってもらえてるって感じですか？」と尋ねると、それまでの質問にすぐに回答していた母親が、少し考えている様子で、数秒空きました。すると、それまであまり話さず、母親の隣でフンフンと聞いていた父親が、代わって「まあ、そうですね」と答えました。

　母親はすぐにそれを遮るように、「あ、そんなことないかも。やっぱり、すっごく個人的な意見ですけど、看護師さんによって、対応は違うなっていうのは感じますね」と話し始めました。具体的には、シャンプーやオムツ交換をしてくれる看護師とそうでない看護師がいるという内容でした。そこで、それを受けて、次のような質問をしました。

> **私**：看護師さんによって対応が違うということですが、例えば、ある日PICUに行ったら、〇ちゃんの髪の毛がカピカピだったとするじゃないですか。そしたら、「あのう、髪の毛は？」っておっしゃるんですか？
>
> **母親**：言えない。（笑）
>
> **私**：どうして？
>
> **母親**：看護師さん忙しいし、何かそこは、まぁ、確かに言うべきところなのかもしれないんですけど、やっぱ思いとしては …。そこってなんて言うんだろう？　看護師さんの仕事のマニュアルの中にない部分

> なのかもって思っちゃって、心遣いでやってもらっているっていうか、
> **父親**：（母親の発言に割って入り）そんなの、二の次じゃない？
> **母親**：（父親の発言を遮るように、父親に向かって少し怒った口調で）二の次
> 　　　じゃないんですけど！…（聞き手に向かって）それで、あぁ、「気が利
> 　　　く人」と「気が利かない人」なんだなって。気が利く人はやってくれ
> 　　　るし、数は少ないけど、気が利かない人には、本当に治療の部分しか
> 　　　やってもらえないんだなって思っちゃってました。

　母親は、シャンプーやオムツ交換のような保清ケアには、看護師間で差
があると評価しています。そこで、母親の評価で「気の利かない人」、つ
まり保清ケアをしてくれない看護師を具体的に思いうかべながら、「気の
利く人」との違いを尋ねると、ベッドサイドに来ない、母親のほうから尋
ねないと子どもの状態を教えてくれない、母親に話しかけることが少ない
などの話が続きました。これは、**データ内の比較**（☞Ⅰ）をおこなうため
に意図的に投げかけた質問です。

Ⅰ:p.88-89

　その後、母親は「（気の利かない看護師が担当の日は）今日はハズレの日
だったんだって思うしかなくて（苦笑）、心配だけど仕方ない」と対処し
ていることがわかりました。そして、「でも、面会時間を制限するのであ
れば、そこまでしっかりやっていただきたいっていう思いがあります」と
続きました。この話から、母親がこのPICUの医療を高く評価しつつも、
それとは別の軸でPICUの環境の一部である看護師の保清ケアを評価して
いること、両親の面会時間を制限するのなら、きちんと保清ケアをしてほ
しいと考えていることがわかりました。

　話に出てくるPICUには、母親から見ると、「気の利く」看護師（保清ケ
アをやってくれる看護師）と「気の利かない」看護師（保清ケアをやって
くれない看護師）がいるようですが、母親の話によれば、「気の利く」看
護師の方が多く、子どもの状態が快方に向かっていることもあり、後者に
当たった日は「ハズレの日だった」ですんでいます。しかし、そうでない
場合にはどうなるでしょうか？

　もともと、看護師に期待するケアや、その評価基準は各人で異なるもの

です。例えば今回の両親は、毎日一緒に面会し、子どもへの同じ保清ケアを見ているはずなのに、父親のほうは、「そんなの、二の次じゃない？」と話しており、保清ケアに対する期待度はかなり低そうです。もし、この父親のように、両親の看護師の保清ケアへの期待と評価基準が低い場合には、看護師のケアが多少不足していてもあまり問題にはならないでしょう。また、両親の期待や評価基準が高くても、看護師がそれに見合ったケアをおこなう場合には問題は生じません。しかし、そうでない場合に、両親の不満は大きくなってしまう可能性が高いと思われます。

　両親の看護師の保清ケアに対する評価は、両親のもつ期待と評価基準を基にしたもので、その評価結果によって、両親がどう動こうとするのかも変わるのではないかと推測されます。次回以降のインタビューでは、他の両親が子どもが看護師から受けるケアに対して、どのような期待をもち、どう評価しているのか、そして、不満があるときにどう対処するのかを尋ねようと考えました。特に、極端に高い期待をもつ両親の話を聞きたいところです。そうすれば、おもしろい話がたくさん出てくるような気がするからです。

　データ収集が終わったところで、テープを聞きながらメモをまとめ、リサーチ・クエスチョンとの対応を確認しました。今回のデータは、リサーチ・クエスチョン「① 両親は子どもがPICUに入室中にどのような体験をするのか」と対応しているので、リサーチ・クエスチョンはこのままにして、テープ起こしをして分析に進みました。

（2）インタビュー例2——変化の流れの把握

　先に、GTAでは、ある状況が異なる状況に変化するまでのプロセスを把握することが大切だと書きました。最終的に結果として示したいものは、現象を表す**カテゴリー関連図**（☞Ⅰ, Ⅱ, Ⅲ）です。これは、概念同士を関連づけることによって、ある状況が異なる状況に変化する際にたどる複数のプロセスを表したものです。カテゴリー関連図をつくる作業は分析の局面でおこないますが、分析で概念（カテゴリー）と概念同士の関連づけを

Ⅰ:p.43
　p.119-130
Ⅱ:p.49-50
Ⅲ:p.98-101

正確に把握するためには、データ収集の段階で、少なくとも時間軸に沿った変化を十分に把握しておくことが不可欠となります。

　生後3か月のAくんは、健康診断で異常が見つかって入院、すぐに手術となりました。観察データでは、術後6日目に少し元気になったAくんのベッドサイドで、日々の病状と治療を淡々と説明する医師と、医師に積極的に質問する母親のBさんとのやりとりが観察されていました。

　Bさんは「何か、現実的に受けとめていなかったというか、深く考える暇もなかった」そうです。主治医となったY医師に初めて会ったときも、「手術をどのようにするかを聞いて、なんか、はあ？って、ちょっと圧倒されたというか。それと、Y先生若そうだし大丈夫かなと思ったけど、もうお任せするしかないかなと思って」という状態だったそうです。

　Aくんが入院したPICUは、主治医が中心となって担当する管理体制だったので、主治医の対応は両親の体験に大きな影響を与えていましたが、Bさんが「お任せするしかない」という気持ちになった理由は、評価の良い子ども病院で、手術自体は経験豊かなトップの先生がおこなうと聞いたからでした。この話から推測すると、当初、BさんのY医師への期待はそれほど高くなかったようです。

　しかし、そんなスタートだったにもかかわらず、Aくんが入院して14日目におこなったインタビューで、Bさんは「もう、Y先生でよかったと思います。次に入院するときも、絶対Y先生がいい」と言い切っておられました。入院から2週間の間に起こったこの変化は興味深いものです。

　GTAのインタビューでは、『変化』の話が出たら、絶対に見逃さず、その**経緯**を細かく聞くことに集中し、聞き取った話を紡いで**経過**を把握しようとします。私の質問を受けて、Bさんは次のように話してくれました。

　私：はじめてY先生に会ったときと、今とで何が変わったんですか？
　Bさん：まあ、やっぱり、先生よくみてくれて、心配していたリスクも
　　　今のところは起きなかったので、そんなんで信頼してますね。

　よくみてもらって、結果もよかったから信頼したということですが、こ

れでは経緯がよくわかりませんから、もっと詳しく聞いてみたいと思いました。じつは収集された観察データでは、Y医師は毎朝、面会時間が始まる10時より前に必ずPICUに現れ、両親が入室すると、すぐに担当患児のベッドを回って説明を始めていました。特にAくんは重症だったので、順番も優先されているようでした。毎回の説明時間は7〜10分と長くはないものの、Y医師が毎朝来て、子どもの状態と治療について話してくれることは、Bさんの評価に影響しているのではないかと考え、次のような質問をしてみました。

> 私：観察させていただいたデータを見ると、Bさんが面会にいらっしゃると、すぐにY先生が現れるみたいですね。
> Bさん：あ、そう！　先生ね、スッ、スッと来てくださるんです。そう、そう、そう、そう、そうなんですよねー！
> 私：すごいですね。
> Bさん：ああ、そうですよね。私がICUに来たら、絶対、Y先生がすぐに顔を出してくれて、まあ、「今はこういう状況で」とか、「今からこういう治療をして」とかって説明してくださるので、そんなんで信頼できたんですね。

Bさんは、Y医師から毎日説明してもらっていることを思い出したようです。またはBさんにとってあまりに日常的なことなので、わざわざ話すほどのことでもないと思っていたかもしれません。続けて、他にも関連する理由があるのではないかと考え、具体的なエピソードを聞かせてもらいました。

> 私：他にどんなときに、Y先生信頼できるなぁと思ったんですか？
> Bさん：あ、例えば、最近やった手術、あれも、9時にオペ室入って、で、そこからまあ、エコーとかしたりとか、胸開いたりとか、実際オペが始まったのは11時ぐらいだと思います。もう、そこから（深夜）2時前ぐらいだったかな、ようやくPICUに戻ってきて。15時間、2つの手

術しなきゃいけなかったので。まあ、「時間はかかります」って言われてて。それでも、あの、予定より早めに帰ってきたんですけど、先生は1日ずっとじゃないですか。

私：はい。

Bさん：なんか、主人と「先生たちご飯どうしているのかな、お昼ご飯」とかちょっと心配しながら（笑）。「ウィダーインゼリーかな」とか言いながら。「先生、ずっと立ちっぱなしなのかな」とか言いながら。で、まあ、手術から帰ってきたあとも、ずうっとY先生、みてくださるじゃないですか。で、その次の日行っても、先生もういらっしゃるわけですよ。

私：へえ。

Bさん：次の日も次の日も、ずーっと先生いらっしゃって、たまに、「あ、先生見かけないな」と思ったら、看護師さんが「あ、今、手術室入られています」って。「先生、休んでる？」みたいな。すごい、なんか、体力すごいんだろうなと思うんですけど。なんか、土日もほぼ、ほぼ毎日いらっしゃって。しかも、絶対8時間勤務じゃないよね、みたいな。私が1日いたとしても、ずっと、ずっといらっしゃるなと思って。毎日そんなで、まあ本当にありがたいなと思って。

私：へえ、そうなんですね。

Bさん：すっごい、ありがたいですよね。Y先生もそうだし、みなさん、すごいよく見てくださるので、とってもとってもありがたいし。すぐそこにY先生がいらっしゃるところでうちの子寝てるし、看護師さんも一人ずっと付いてくださるから安心できるようになったんだと思います。

　もちろん、心臓血管外科医であるY医師が常にPICUにいるはずはないのですが、Bさんが「すぐそこにY先生がいらっしゃるところでうちの子寝てるし」と感じるほどの雰囲気とサポート体制が作られていたようです。

　担当医を信頼するまでの流れがわかったところで、他の現象との関連も知りたいと考えました。Bさんの場合、毎日、医師が説明に来てくれることが、医師を信頼する大きな理由になっていたので、「IQ3：両親は、子どもの状態と治療を理解するために何をするのか」という質問項目（表

5-1, p.105）についてのデータが収集できるのではないかと考えました。

私：心臓の病気って難しいと思うんですが、先生のお話で十分理解でき
ますか？

Bさん：じつは、先生に病気のお話聞いて、「そうなんだ?」とは、一
度、「そうなんだ」ぐらい思うのに、すぐにあとで、「じゃあ、説明せ
い」って言われたら、もうできないんですよね（笑）。だから、「そう
なんだ」と思いつつ、もう理解していないんですよ。そもそも、心臓
の働きがよくわかっていないから、ずっともう最初からわからないか
ら、ちょっと。「はい、はい」ってずっと聞いて、「とりあえず、肺に
血が行き過ぎているのね、今は」みたいな、そんな感じ（笑）。もう、
先生にお任せしてれば大丈夫だと思ってる。

　　医師が信頼できるので、Bさんは病気については理解できなくても気に
ならないようです。そこで、他の事柄についてもお任せなのかを知りたい
と考え、治療について質問しました。

私：治療についてはどうですか？

Bさん：いや、それは親の責任としてわかってないと。先生、最初にパ
パパッと説明したら、「では」っていう感じにどちらかに行ってしま
うので、基本的には看護師さんとお話して聞くのが基本ですね。

私：はあ。

Bさん：まあ、先生から「こういう薬を入れています」と説明はあるん
ですけど、絶対、忘れるので、もう1回、「この点滴はどういう働きな
んですか？」とかは、看護師さんに聞きます。

私：じゃあ、看護師さんに聞くことは、その時々の治療内容？

Bさん：そうですね。この黄色い液体は何ですかとか、今やってる治療
のことが多いかな。

　　Bさんの中では、医師にお任せで良いことと自分が担当すべきこと、主

治医に期待することと看護師に期待することがはっきりと区分されています。この役割区分や医療者に期待する度合いは、それぞれの両親で異なる可能性が高いものですし、子どもの病状によっても異なるかもしれません。今後のインタビューで気をつけてデータを収集しようと考えました。

　ところで、Bさんは「すぐそこにY先生がいらっしゃるところでうちの子寝てるし」と感じるほど、医療環境を信頼していますが、PICUに不満はないのでしょうか？　インタビュー例1のときと同じように、反対の面がないかを知りたいと考え、話が盛り上がった終盤で次のように尋ねました。

> **私**：このPICUに満足なさっているお話ばかりでしたが、すべてに満足ですか？
>
> **Bさん**：いや、そんなことない。気になったのが面会時間。結構、面会時間厳しくって、13時過ぎたら「ちょっとすみません」みたいに言われるけど、看護師さんたちや先生方のお仕事とかで、私たちがいたら邪魔なんだろうなっていうのはわかるんですけど、なんか、その〜、「我が子に会うのに、面会時間って何？」って思っちゃって。

　Bさんの語りから、納得できる医療を受けていると感じるかどうかと、場をどう評価するかは、異なる基準によって評価されることがわかります。リサーチ・クエスチョン「① 両親は子どもがPICUに入室中にどのような体験をするのか」とも対応した内容なので、今後のインタビューでも、それぞれの両親が医療と場をどう評価しているのかを尋ねてみようと思いました。蛇足ながら、研究結果では、前者は《医療のモニタリング》、後者は《場のモニタリング》という概念になりました。

（3）インタビュー例3——言語化するための共同作業

　インタビューは語り手と聞き手の共同作業によって、語り手の体験や考えを文章に置き換える作業です。それはどのインタビューも同じですが、聞き手があまり介入しなくても話がすらすらと出てくる場合と、そうでな

い場合とがあります。話の内容にも影響されます。ここに登場するＣさんのお子さんＤちゃんは１歳10か月で、生まれてからずっと病状が安定せず、入院したままで過ごしていましたが、観察データでは、Ｃさんが楽しそうにＤちゃんに話しかける姿と、看護師と天気の話をする姿が観察されていました。そこで、リサーチ・クエスチョン「② 子どもがPICU入室中の体験は両親に何をもたらすのか」に重点を置いて話を伺おうと考えました。Ｃさんは自分の変化について、次のように話されました。

Ｃさん：結構、その、ね、どうなっちゃうんだろうって、毎日、やっぱ、泣いたりとかはずーっとしていたんですけど、なんか、とりあえず、やるしかないじゃないけど。まあ、頑張って一緒に成長していきたいなって思えたので、なんて言ったらいいのかよくわからないですけど。
私：「どうなっちゃうんだろう」から、「一緒に成長していきたい」って、すごい違いじゃないですか。なにかきっかけがあって、そうなったんでしょうか。
Ｃさん：あー、なんだろう？ ・・・でも、特にきっかけはないかなあ。

Ｃさんは、変化のきっかけが思い当たらない様子でした。そこで、「頑張って一緒に成長していきたいなって思えた」あと、現在は気持ちの揺れがないのかを伺ってみようと思いました。

私：いろいろ大変だと思うんですが、いつもそんなに明るくなさっているんですか？
Ｃさん：明、明るいですか？（笑）
私：はい。（笑）
Ｃさん：いや、でも、うちでは結構、下がったりとかは（笑）
私：あ、下がるときも？
Ｃさん：まあ、もちろんあります。ほんとに帰りの車で泣いたりとか（笑）、前は、なんかもう急変しちゃったときとかは心配でどうなっちゃうんだろうとか。でも、いまだに急変はたまにあったりするんですけ

ど。うん、そんなにまあ、悩んでてもしょうがないかなって、頑張る
しかないみたいな。まあ、その場その場で、そのときそのときに考え
ていければいいかなぁっていう感じはありますね。

　Ｃさんが、子どもが重症でPICUに入院中であるにもかかわらず、明る
く、はきはきと話す方だったので、反対の状況についても伺いたいと考え、
あえて、いつも明るいのかと尋ねました。返事の中に、気持ちが下がる理
由として、お子さんの状態の急変があがり、それでも「悩んでてもしょう
がない」「頑張るしかない」「その場その場で、そのときそのときに考えて
いければいいかなぁっていう感じ」で対応しているというところまで出た
ので、再度、変化の理由を尋ねました。

私：そんなふうに思えるようになったのは、どうしてなんでしょう？
Ｃさん：う〜ん・・・ああ、もしかしたら、今まで急変が何回もあったの
　　　で、なんか、慣れてしまったというか。なんかこう、なんとか大丈夫、
　　　ま、なんとかなるだろう、頑張ってくれるだろうみたいな感じが結構
　　　あるので（笑）。
私：へえ。
Ｃさん：ありますね。きっと、大丈夫って。あ、そうだ。いろいろ先生
　　　に言われた日は、もしかしたらこのまま呼吸器になっちゃうかもし
　　　れないとか、もしかしたら、こういう場合、亡くなっちゃう可能性も、
　　　お子さんもいらっしゃいますって聞いたときは、さすがに落ち込んで、
　　　その日はやっぱり泣いたりはするんですけど、まあ、だんだん、やっ
　　　ぱり、子どもの笑顔とか、回復してくるのを見ると、「あ、もう大丈
　　　夫かな」って、だんだんなって。

波線は、話し手が自分で語りながら気づいた部分です。

　話を続ける中で、Ｃさんは、状態が悪くなっても、回復する子どもの姿
を何度か見て、「なんとかなるだろう、頑張ってくれるだろう」と思える
ようになったことを思い出したようです。ただ、それがお子さんの調子の
よいときに限られたものなのかどうかを確認するために、次のような質問

をしました。

> **私**：じゃあ、Dちゃんの状態が悪くてなかなかよくならないときは、落ち込んだままですか？
>
> **Cさん**：そうですね。それは辛いので。あ、でも、最近は、どうなっちゃうんだろう、どうなっちゃうんだろうとは思いますけど、でも、まあ、落ち込んでても仕方ないし、いったんよくなったら、なんとかなったとホッとして、まあ、その場その場で考えていけばいいのかなぁって。状態が悪いときは、どうなっちゃうんだろうって思いますが「大丈夫、大丈夫」と自分に言いきかせて。子どもにも「大丈夫だよ？」って声かけて … あ、かけることができるようになった … 今気づきましたけど（笑）。

　Cさんは、お子さんの状態が悪くても、「大丈夫、大丈夫」と自分に言いきかせ、お子さんにも「大丈夫だよ？」って声かけて … と対応できるようになった自分に気づいたようです。ここまでで、変化のきっかけ、変化の結果がわかりました。そこで、Cさんが病気の子どもを抱えることをどう位置づけているのかを尋ねてみました。

> **私**：病気のお子さんがいらっしゃると、大変ですよね。
>
> **Cさん**：あ、でも、これ、きっと、なんか、私の試練（笑）。子どもが病気をもって生まれてきてくれたことも、まあ、運命というか。これを乗り越えれば何かがあるんじゃないか、得られるんじゃないかじゃないいですけど、そういうのはあります。それ思うようになったのは、ほんと今年、まあ、今年、最近です（笑）。
>
> **私**：なにかきっかけがあって？
>
> **Cさん**：きっかけはないかと。なんで私PICUにいるんだろうとか思う、考え込んだときに、私の試練なのかなと思うときがあって … はい。
>
> **私**：へえ。
>
> **Cさん**：はい。でも、考えたら、やっぱ状態悪いときに思う、思いますね。

なんなんだろうって、考え込んじゃう時期っていうんですかね。そういうときに試練なのかなとか、

私：ああ。

Cさん：そうですね（笑）。はい。病気をもって生まれてきて<u>くれたこと</u>も、まあ、運命というか、まあ、うまく言えないんですけど。

下線は以下に出てくる私の解釈がわかりやすくなるように引いたものです。

　Cさんは子どもの病気と闘病を、自分の「運命」「試練」と位置づけ、「乗り越えれば何かがあるんじゃないか、得られるんじゃないか」と話しています。さらに、お子さんの病気について、病気をもって生まれて「きた」のではなく、「くれた」ととらえているのも興味深い点です。

　インタビューのやりとりの中で、Cさんは自分の変化に気づき、経験や考えを言語化しています。データに波線を付けた部分です。このように、語り手に気づきや言語化を促すことが、体験や考えを一緒に成文化していくという作業における、聞き手の重要な役割だと思います。さて、インタビューの録音を聞きながらメモを作成し、リサーチ・クエスチョン「②子どもがPICU入室中の体験は両親に何をもたらすのか」に対応していることを確認したので、テープ起こしをして分析に進みました。

　以上、3つのインタビューの場でのやりとりを紹介しました。残念ながら、どの場にも当てはめることのできる公式はありません。それぞれの場や語り手との相互作用によって、どのような雰囲気をつくり、何をどう尋ねるのがよいかは異なります。リサーチ・クエスチョンを意識しながら、インタビューの中で押したり引いたりの試行錯誤を繰り返す中できっかけをつかみ、チャンスが到来したら、それを逃さず掘り下げていくしかありません。

　この項の冒頭で、インタビューをタペストリーに見立て、語り手の話を作品を表現する横糸、聞き手の質問を最後には見えなくなる経糸にたとえました。見えなくなる糸でありながら、横糸をうまく織り込んで、よい作品を創り上げていくためには、最初に経糸をきちんと張っておくことが重

要です。同じように、インタビューの前準備はとても重要です。理論的サンプリングで相手をしぼり、可能な限り語り手の情報を収集したうえで、リサーチ・クエスチョンに沿った質問を考えて、インタビューの場に向かいます。

　ただし、インタビューの経糸、つまり聞き手の問いかけは、タペストリーの経糸のように、いったんセットできればそれでよいというものではありません。新しい横糸（語り手の反応）に合わせて、変幻自在に対応する必要があります。ここが、観察法と同じようにインタビュー法によるデータ収集がアートだと言われるゆえんなのだろうと思います。

6章　データ分析

　この章では、グラウンデッド・セオリー・アプローチ（以下、GTA）を
用いたデータ分析を取り上げます。細かい**手順**については他書（☞Ⅰ，Ⅱ，　Ⅰ:p.27-138
Ⅲ）を見ていただくこととして、ここでは、中級者から質問を受けること　Ⅱ:p.47-54
Ⅲ:p.9-118
の多いものと、誤解されがちな点について説明します。誤解に気づいてい
ただくことができれば、GTAをより効果的に使っていただけると思うか
らです。そのあと、GTA中級者である宗君が、自分の誤解に気づいた体
験を紹介します。

1　中級者が陥りやすい誤解

　質問が多かったり、誤解されがちなものは多岐にわたります。他書（☞　Ⅰ:p.154-167
Ⅰ）にも説明していますが、ここでは、特に中級者に多いものとして、(1)
グラウンデッド・セオリー・アプローチがとらえようとする現象、(2) カ
テゴリー関連図、(3) データの切片化、(4) 交互におこなうデータ収集と
分析、の4つを取り上げます。

(1) グラウンデッド・セオリー・アプローチがとらえようとする現象

　現実の世界では、現象はそれぞれの人が即興的に演じる役割と相互作用、
そして、それらによって生じる変化のプロセスによって形作られています。
GTAは、その現象がどのようなメカニズムで生じているのかを、理論と
してとらえようとする研究法であるため、Grounded Theory Approachと
命名されています。GTAで言う「**理論**」（☞Ⅲ）は、データから抽出した　Ⅲ:p.101-104
p.121

カテゴリー同士を関連づけたもので、通常はある領域に密着した中範囲理論です。このように、理論の産出を目指しているために、GTAでは、概念を正確に把握するだけでなく、その概念を関連づけて現象を示すことも重要です。

そのため、データから概念を抽出し、適切に関連づけて、プロセスを把握しようとします。もう少し丁寧に説明すると、**GTAで用いる概念**（☞Ⅰ）には、**プロパティとディメンション、ラベル、カテゴリー**（☞Ⅰ、Ⅱ）がありますが、プロセスを把握して理論を示すために関連づける概念は、一番抽象度の高いカテゴリーです。そして、その関連づけの根拠となるものは、一番抽象度の低いプロパティとディメンションの組み合わせです。

ところで、1つのデータには1つの現象しかないと誤解している人は少なくありません。もちろん、リサーチ・クエスチョンに沿ってデータを収集するので、特に、観察データの場合には、リサーチ・クエスチョンが適切で、焦点をピッタリと合わせて観察できれば、そうなると思います。

しかし、前章で紹介したような形式のインタビューで、1つのデータに1つの現象だけしかないということはありえないと思います。そうなるためには、1つの現象についてだけ話してもらうように制限するしかありませんが、そんなことをしてしまったら相手が話しにくくなり、データ収集にマイナスに影響してしまう可能性のほうが高いと思います。

では、複数の現象が混ざっているデータをどう扱うかですが、ここで**パラダイム**（☞Ⅰ、Ⅱ、Ⅲ）という道具を用いて、データから抽出したカテゴリーを現象別に分類したうえで、**カテゴリー関連図**として把握します。しかし、なぜかパラダイムは影が薄く、ともすれば無視されがちなのです。

パラダイムは、**オープン・コーディング**（☞Ⅰ、Ⅱ）から**アキシャル・コーディング**（☞Ⅰ、Ⅱ）へと進む局面で重要な役割を担うものです。オープン・コーディングの最後にカテゴリーを抽出したら、アキシャル・コーディングでは、まず、パラダイムを用いて、それぞれのカテゴリーを現象別に分類すると同時に、その中での大まかな位置関係をとらえます。パラダイムは、状況（condition）、行為／相互行為（action/interaction）、帰結（consequence）の3つがセットになった枠組みです。1つの現象に対して、1つの

Ⅰ:p.46-49

Ⅰ:p.4-5
　p.50-56
　p.161
Ⅱ:p.48-49

Ⅰ:p.117-119
Ⅱ:p.173-174
Ⅲ:p.64-65

Ⅰ:p.8-9
　p.28-29
　p.42
Ⅱ:p.52-53

Ⅰ:p.42-43
Ⅱ:p.53-54

パラダイムを作り、カテゴリーをこれら3つに分類します。この作業をおこなったうえで、それぞれの現象を細かくとらえる段階に進むわけです。

（2）カテゴリー関連図

　パラダイムという枠組みを使って、カテゴリーを現象ごとに分類したら、それを基にして、カテゴリー同士の関連を詳細にとらえるべく、**カテゴリー関連図**（☞Ⅰ，Ⅱ，Ⅲ）を描く作業に進みます。パラダイムと同じで、カテゴリー関連図も、1つの現象に対して1つです。

Ⅰ:p.119-130
Ⅱ:p.49-50
Ⅲ:p.98-101

　カテゴリー関連図は、カテゴリー同士を関連づけることで、多様なプロセスによって形作られる現象を表すものです。各カテゴリーは、そのカテゴリーを構成するプロパティの、ディメンションの組み合わせの違いによって別個のカテゴリーに結びつきますが、カテゴリー同士がどのような根拠で結びついているのかを可視化することで、分析者の思い込みによるカテゴリーの関連づけを防ぐだけでなく、その時点でどのようなディメンションが不足しているのかに気づくこともできます。くわえて、最終的に導きだした結果から、どのディメンションをどう変化させればプロセスがどう変わるのかを具体的に検討することができます。このように、カテゴリー関連図は、分析手段としても、結果をわかりやすく示す手段としても、有用な道具だと思います。

　しかし、カテゴリー関連図についての誤解は多く、根拠なしに自分の考えだけでカテゴリーをつなげたり、現象でも何でもない意味不明な図が描かれた論文すらあります。それでは、GTAで用いるカテゴリー関連図ではなくなってしまいます。

　カテゴリー関連図を描く目的は、ある状況が異なる状況に変化するまでにたどる複数のプロセスを把握することにあります。相互作用によって生じる変化のありようは様々ですが、GTAが目標とする**理論的飽和**（☞Ⅰ，Ⅱ，Ⅲ）では、もし、同じリサーチクエスチョンを基にして新たにデータを収集したら、すでに把握したプロセスのいずれかに当てはまるという意味での普遍化を目指しているため、なるべくたくさんのプロセスをとらえ

Ⅰ:p.109-111
Ⅱ:p.15-16
　p.51
Ⅲ:p.118

ようとします。

　先に、1つのデータには1つの現象しかないと誤解している人が少なくないと書きましたが、プロセスに関しても、1つのデータには1つのプロセスしかないという誤解が少なくありません。GTAにおけるカテゴリー関連図で表そうとする現象は、循環するものです。ある時点での帰結を踏まえて、次の循環では、たとえ同じ状況に出会ったとしても、登場人物の対応が変わるかもしれません。または、対応は変わらなくても、周囲の状況が異なることで、異なる相互作用が発生し、異なるプロセスを辿ることもあるでしょう。そのために、帰結が変化する可能性もあります。したがって、カテゴリーの組み合わせによって作るプロセスが、1つしか出てこないデータは通常ありません。反対に、プロセスは多いほうがよいわけですが、そのためには、カテゴリー、プロパティとディメンションがたくさん抽出できる、いわゆるリッチなデータを収集する必要があります。

（3）データの切片化

　質的研究では、研究者が道具となって分析をおこなうので、どうしてもバイアスがかかりやすくなってしまいます。GTAの分析手順では、いたるところに、それを軽減させるための工夫がなされていますが、中でも**データの切片化**（☞Ⅰ, Ⅱ, Ⅲ）は、特徴的な技法です。文脈の中でデータを見ていると、分析者流のバイアスのかかった読み方や解釈をしてしまう可能性が高くなるため、データを切片にして、文脈から切り離し、1つの切片だけを見て分析を進めるというものです。データすべてを内容ごとに1つの切片にして、いろいろな角度から眺めてプロパティとディメンションを抽出する作業は、データを詳細に検討することにもつながります。

　ところが、自分が重要だと思う部分だけを抜き取って分析したり、複数の内容が混在する大きな切片にして扱ってしまう人も少なくありません。これらはデータの切片化とはいえず、分析者のバイアスがかかることも免れない危険なやり方です。

Ⅰ:p.37-40
p.163-164
Ⅱ:p.14-15
Ⅲ:p.30-34

（4）交互におこなうデータ収集と分析

　多くの質的研究法では、一定量のデータを収集してから分析を始めますが、GTAでは、**データ収集とデータ分析を交互**（☞Ⅰ, Ⅱ, Ⅲ）におこないます。これは、効率よく概念を把握するための技法なのですが、一見、手間がかかるように見えてしまうためか、無視して、先にデータ収集だけを続け、あとでまとめて分析しようとする人もいます。データ数を多くすることが目的なのか、概念を正確にとらえて、関連づけることが目的なのかを考えていただきたいところです。

Ⅰ:p.112
Ⅱ:p.50-51
Ⅲ:p.145-146

　GTAでは、データを1つ収集したらすぐに分析をおこない、現象ごとのカテゴリー関連図をつくるところまで分析を進めてから、2事例目のデータ収集に進みます。2事例目以降の分析では、同じ現象のカテゴリー関連図ができたら、1事例目で作ったものと重ねた**カテゴリー関連統合図**（☞Ⅲ）をつくることによって、不足している概念や再検討すべき概念が確認できます。さらに、カテゴリー関連統合図と**理論的比較**（☞Ⅰ, Ⅱ, Ⅲ）をもとに**理論的サンプリング**（☞Ⅰ, Ⅱ, Ⅲ）をおこない、不足しているプロパティとディメンションに照準を合わせて、次のデータ収集に進むことができます。

Ⅲ:p.113-117

Ⅰ:p.90-97
Ⅱ:p.131-133
Ⅲ:p.104-108
Ⅰ:p.106-109
Ⅱ:p.103-104
　p.148-149
　p.182-184
Ⅲ:p.104-108

　そもそも、GTAが事例の要約ではなく、概念の抽出と現象の把握に関心をもっていることを考えれば、このやり方が自然で、かつ効率もよいことがおわかりになると思います。

　それでは、ここからは、GTAを本で学び、GTAを用いた論文を書いたこともある宗君が、自分の誤解に気づいた経過と内容を紹介してくれます。

2　迷い込みからの脱却

　私（宗）がグラウンデッド・セオリー・アプローチ（GTA）に出会った
のは、大学院で修士論文に取り組んだときのことです。それまでの私の経
験や関心から、ある難病をもつ人々を対象とした研究に取り組もうと考え
ましたが、先行研究が少なく、質的研究によって概念を抽出することに意
義があると考えました。また、同じ病気をもつ人でも、その人それぞれに
病気の受けとめ方や、生活での病気との付き合い方には違いがあります。
そのような違いがどのように生じているのか、難病をもちながら生きる体
験の中で、それぞれの人に生じる変化のプロセスを明らかにしようと、
GTAを用いた研究に取り組みました。

　このときは本でGTAを学びながら研究に取り組んだわけですが、就職
して、たまたま本書の執筆者らと一緒にGTAについてゼミで学ぶ機会が
あり、そこで初めて、誤解していたと気づくことがいくつかありました。
私のように本から学ぶ方は、同じような誤解をすることがあるかもしれま
せん。ここでは、GTAの誤解しやすい点や、正しく理解することで何が
変わったかについて、今もGTAについて学ぶ途上にある私の経験を読者
の皆さまと共有したいと思います。

　以下、（1）とらえようとする現象についての誤解、（2）切片化に対する
考えの変化、（3）概念はデータの要約ではない、（4）概念の関連づけを考
える中での気づき、（5）データ収集に対する意識の変化、の順に説明した
いと思います。説明の中で、私の研究の分析結果がいくつか登場しますが、
研究協力者のプライバシーを守るため、若干の修正をくわえています。

　なお、GTAの分析手順の中では様々な技法が用いられますが、ここで
は誤解していた点を中心に私の経験を紹介します。一連の分析手順や、各

Ⅰ:p.27-138
Ⅱ:p.47-54
Ⅲ:p.9-118

技法の詳細については触れませんので、前書（☞Ⅰ, Ⅱ, Ⅲ）の内容をご参
照ください。

（1）とらえようとする現象についての誤解

　分析の手順に沿った話に入る前に、まずGTAを用いてとらえようとする現象そのものに対して私が誤解していた点について説明します。初めにこの項目をあげるのは、何よりもGTAを用いてとらえようとする現象についての理解が深まったことで、分析手順の1つひとつの意味と要点がより理解できるようになったと思うためです。ここでは、① プロセスは時間の流れに沿ったものだという誤解、② 1つのデータで1つのプロセスではないという気づき、③ 1つのデータに複数の現象が含まれることの理解、の項目に分けて説明します。

① プロセスは時間の流れに沿ったものだという誤解

　GTAを用いてとらえたい現象とは、人がある状況をどうとらえ、どう対応するのか、人物同士や人と環境との行為／相互行為によって生じる相互作用と、その結果として生じる変化のプロセスであり、**パラダイム**（☞ Ⅰ，Ⅱ，Ⅲ）に基づいて、「状況」から「行為／相互行為」を経て「帰結」に至る多様なプロセスを、複数のカテゴリーを結びつけた**カテゴリー関連図**（☞Ⅰ，Ⅱ，Ⅲ）を用いてとらえます。

Ⅰ:p.117-119
Ⅱ:p.173-174
Ⅲ:p.64-65

Ⅰ:p.119-130
Ⅱ:p.49-50
Ⅲ:p.98-101

　本来、この"状況から帰結に至るプロセス"とは、時系列に沿って進んでいくものではありません。私の1つ目の誤解は、時系列に沿って現象をとらえようとしたことでした。

　現象をとらえる際に時系列を意識していた私は、パラダイムの要素の1つである「状況」とは"過去の事象"や"物語の始まり"であるというイメージをもっていました。したがって、「帰結」は"物語の終わり"というイメージです。そしてパラダイムを用いる意味合いについては、データから抽出されたカテゴリーの1つひとつを、物語の始まりから終わりまでつなげるように、「状況」「行為／相互行為」「帰結」という3段階に分類するというような誤解をしていました。私はインタビューでデータ収集をおこなっていたので、インタビューをおこなった時点までの対象者の体験か

ら抽出したカテゴリーを、対象者が体験した順番につなぎあわせたものが
ストーリーライン、すなわちGTAでとらえようとする現象の中に現れる
プロセスだと誤解していました。誤解していたときの、ある1事例の**ス
トーリーライン**（☞I, III）を、分析例①として以下に示します。

I:p.130-133
III:p.101-104
p.121

分析例①　時系列にとらわれたストーリーラインの例

> 　ある難病を小児期からもつ人々は《難病をもつ幼少期》を過ごし、《病
> 気と向き合い始める》時期を経験する。治癒を目標に《繰り返し治療を
> 受ける》中で《社会での生きづらさ》や《思い通りに生きられない》感
> 覚をもつ一方で、《普通に生きられる実感を得る》ことも通して《自分
> に病気を意味づけしていき》、《問題が起きるまで様子を見る》中で、《う
> まく付き合う方法を身につける》ようになる。

　このときの分析では、「状況」を《難病をもつ幼少期》、「帰結」を《う
まく付き合う方法を身につける》としていました。その他のカテゴリーは
「行為／相互行為」にあたります。

　このやり方で現象をとらえようとした場合、過去に戻ることはできない
ので、「状況」から「帰結」にいったんたどり着くと、そのプロセスはそ
こでおしまい、という一方通行の分析になってしまいます。GTAでとら
える現象は、「帰結」に至ったあと、「状況」に戻って次のサイクルが始ま
るという、循環するものだと書籍で学んだものの、自分の分析結果ではそ
のような循環が見られないので、循環するということが理解できないまま
でいました。

　このように、物語の「始まり」と「終わり」、すごろくの「ふりだし」
と「あがり」といったフローチャートのように、一方通行で現象をとらえ
てしまうと、「状況」と「帰結」が対応せず、本来GTAで把握したい現象
をとらえることができなくなってしまいます。本来把握したい現象は、
「状況」が「行為／相互行為」によって変化し、その変化した状況が「帰結」
であるという関係があり、「状況」と「帰結」が対応しているものです。

　したがって、自分の分析結果を確認するときに、「状況」と「帰結」が

対応しているかを考えてみることが大切です。対応していないと感じる場合は、もしかすると私のように時系列に沿って分析していたり、現象に対する認識自体が異なっているのかもしれません。GTAでは「時間の流れに沿ったプロセスをとらえたいのではない」ということを常に意識することが重要だと思います。

② 1つのデータで1つのプロセスではないという気づき

　時系列を意識して分析していたことにくわえて、私は、1つのデータからは1つのプロセスしか把握できないものだと誤解していました。時系列に沿った流れをプロセスだと考えていたことで、人生が一度きりであるように、1つのデータにつき1つのプロセスだけをとらえるものだと考えていたのです。この誤解によって私は、データ収集をおこなった数と同じだけのプロセスをとらえることができ、次第に現象が把握できるものだと考えていました。しかし、本来GTAでとらえたい現象は、1つのデータの中にも繰り返し現れうるもので、1つのデータの中に複数のプロセスが生じている可能性があります。

　ここで、私が「1つのデータで1つのプロセスではない」ことに気づくきっかけとなったたとえ話を、紹介します。元々の話とまったく同じではなく、本書に向けて少しアレンジしています。

> 「太郎くんが、① 300円をもって、スーパーに買い物に行ったとします。② エントランスから店内に入り、③ お菓子売り場に行ってポテトチップスを手に取り、④ レジに行ってポテトチップスを買い、⑤ 店を出ました。」

　短い話ですが、これを1つのデータのストーリーとした場合、① から ⑤ までを時系列で一直線につなげて考えていたのが、以前の私の「1つのデータで1つのプロセス」という考え方に近いものです。それでは、このストーリーが以下のように続くとどうなるでしょう。

「太郎くんは2日後に再び、⑥ 300円をもって、スーパーに買い物に行きました。⑦ その日は2日前とは反対側の入口から店内に入ると、⑧ 大好きなたこ焼きの出店があって、ちょうど300円で売られていたので、⑨ ポテトチップスの代わりにたこ焼きを買って、⑩店を出ました。」

ここでも、以前の私の考え方によれば、①から⑩に至る一連のストーリーを「3日間に2回スーパーに買い物に行った人の体験」として、「ある日は300円をもってスーパーに買い物に行ってポテトチップスを買って帰ったが、違う日は好物のたこ焼きを売っているのを見て、お菓子の代わりにたこ焼きを買い、帰った」という1つのプロセスとして考えていたと思います。

しかし、よく考えると、① と ⑥ は同じ状況でありながら、その後の展開が異なっていることがわかります。つまり、1つのデータの中に、「300円をもってスーパーに行く」という状況から始まる現象の、「ポテトチップスを買う」「たこ焼きを買う」という2つの異なるプロセスが含まれていると見ることができます。

同じ「太郎くん」が、スーパーに300円をもって行くという同じ状況でも、太郎くんはいつも同じ考えで、同じ行動をするわけではありません。これは、言い換えると、1つのデータの中で、同じ「状況」から始まる異なるプロセスを把握することができるということです。そして、それぞれのプロセスの違いがどのように生じているのだろうかと考えて分析することで、相互作用の違いによって様々な帰結に分かれていく複雑なプロセスを把握していくことが可能になります。

こうして、以前は「状況」について"過去の事象"や"物語の始まり"といったイメージをもっていた私ですが、今は、"何かに直面した状況"というイメージのほうがあっているのではないかと考えるようになりました。すると、以前の私がもっていた、「1つのデータに含まれる現象は1つだ」という、もう1つの誤解もするすると解けていく感覚がありました。

③1つのデータに複数の現象が含まれることの理解

　私は、「1つのデータで1つのプロセスだ」と考えていたころ、それにくわえて「1つのデータからとらえられる現象は1つだ」とも考えていました。これは、1つのデータの中にいろいろな話題が含まれていたとしても、結局、データを通してみれば1つのプロセスを表すものだと思っていたために生じた誤解です。したがって、どの話題に焦点を当ててデータをとらえるかという違いがあるだけで、結果として示すことのできる現象は1つのデータを通して1つだという認識がありました。したがって、1つのデータの中に複数の現象が含まれるということを、私はなかなか理解することができませんでした。

　ところが、先に紹介した買い物に行たとえ話に出会い、「状況」を"何かに直面した状況"と置き換えたとき、1つのデータにも複数の現象が含まれることが納得できるようになりました。

　例えば、小さいころから野球に打ち込んできた高校生にインタビューをすれば、たとえ一人の高校生の語りであっても、野球に限らず、人生におけるいろいろな経験の話が出てくるでしょう。期末テストの成績が悪いという状況に直面して野球をやめようと思った経験や、改めて向き合うようになった経験を話すかもしれません。あるいは、一目惚れをするという状況に直面したことにより禁止されているのにピアスの穴をあけたというような、野球とは関係のない経験が語られるかもしれません。それらは、たとえ"何かに直面した状況"という点では同じであっても、1つの現象にまとまるというわけではありません。

　そう考えると、データの中に、何種類かの"何かに直面した状況"があるとすれば、それらは異なる現象の「状況」である可能性が高いことがわかり、1つのデータの中に複数の現象が含まれることが理解できました。

　それでは、理解が変わってきたことによって私の分析がどのように変化したのか、具体例をあげてみたいと思います。

分析例②　現象の理解による分析の変化

```
┌─────────────────────────────────────────────────────────────────┐
│ 以前の分析で捉えた現象                                               │
│  ┌──────┬───────────────────────────────────────────┐           │
│  │ 状況  │ 《難病をもつ幼少期》                            │           │
│  ├──────┼───────────────────────────────────────────┤           │
│  │      │ 《病気と向き合い始める》                         │           │
│  │      │ 《繰り返し治療を受ける》                         │           │
│  │ 行為/ │ 《社会での生きづらさ》                           │           │
│  │ 相互行為│ 《思い通りに生きられない》                       │           │
│  │      │ 《普通に生きられる実感を得る》                     │           │
│  │      │ 【自分に病気を意味付けしていく】                    │           │
│  │      │ 《問題が起きるまで様子を見る》                     │           │
│  ├──────┼───────────────────────────────────────────┤           │
│  │ 帰結  │ 《うまく付き合う方法を身につける》                   │           │
│  └──────┴───────────────────────────────────────────┘           │
└─────────────────────────────────────────────────────────────────┘
```

現在の分析で捉えた現象

現象（1）		現象（2）		現象（3）…（4）…
状況	《痛みの悪化》	状況	《気になる見た目》	
行為/相互行為	《生活への影響》《自分なりに過ごす》《普通の生活への思い》【痛みへの対応】《社会への適応》	行為/相互行為	《他人と比べる》《見た目を隠す工夫》《見た目を誤認される》【受け入れられる経験】《諦めて慣れる》	・・・
帰結	《自分の一部という認識》《痛みに負けない思い》	帰結	《気づかれなければ良い》《自分なりの見た目》	

　上段の「以前の分析でとらえた現象」は、1つの事例のデータを分析した結果です。このときの私は、現象を分けることをせず、データ全てをいきなり大きな1つの現象として把握しようとしていました。これと比べて下段は、同じ1事例のデータを再度分析したものです。以前は1つの現象としていたものが、複数の現象に分かれています。例えば現象（1）は、「以前の分析」で捉えた現象の中では《思い通りに生きられない》というカテゴリーに含めていた、「生活の中で痛みが変動し、悪化を繰り返すことでどのような経験をするのか」ということに関するデータをより詳しく分析し、1つの現象としてとらえ直したものです。

　再分析では、「帰結」に至るまでのプロセスが、次の「状況」から始まる新たなプロセスにつながるかどうかが重要だと考え、《痛みの悪化》という「状況」が、「行為／相互行為」により変化した結果《自分の一部という認識》や《痛みに負けない思い》という「帰結」となると分析しました。つまり、《痛みの悪化》という状況から《自分の一部という認識》や《痛みに負けない思い》という帰結に至ったのち、再び《痛みの悪化》を

経験した場合、次はどのようなプロセスでどういう帰結に至るのかと、循環して考えることができるようになっています。このような、1つのデータでとらえる現象は1つだと考えていた場合には出てこなかった分析結果を得るためには、当然、その結果に至るまでの私の分析もあらゆる段階で見直さなければなりませんでした。

　また、現象自体に対する理解が深まったことで、分析の内容を見直すことにつながっただけではなく、GTAの手順それぞれの意味がすんなりと理解できるきっかけになったと思います。例えば、1つのデータを通して1つのプロセスではないという理解は、**理論的サンプリング**（☞Ⅰ, Ⅱ, Ⅲ）をおこなうメリットを実感することにつながりました。これは、どのようなデータがリッチなデータなのか、ということを実感できたことによる気づきです。

Ⅰ:p.106-109
Ⅱ:p.103-104
p.148-149
p.182-184
Ⅲ:p.104-108

　1つのデータの中に複数のプロセスを把握しえるのであれば、当然、自分が明らかにしたい現象に関して詳しく、たくさんの内容が含まれ、多くのプロセスがとらえられるようなデータがリッチなデータということになります。そう考えると、どんな事例を対象としてデータ収集をおこなうかだけでなく、その事例の中でどのようなデータを収集するかという点でも戦略を立て、理論的サンプリングをおこなうことが重要であると納得できます。また、1つのデータで1つのプロセスを把握するわけではありませんので、理論的サンプリングで目指す**理論的飽和**（☞Ⅰ, Ⅱ, Ⅲ）についても、ただデータ数を重ねることで得られるものではないということも理解できました。先ほどの「現在の分析」も、まだまだ完全なものではないですが、より普遍性を増すために、"他にもこういうプロセスがとらえられそうだ"と考えながらデータ収集と分析を進めることが大切だということに気づきました。

Ⅰ:p.109-110
p.150-151
Ⅱ:p.15-16
p.51
Ⅲ:p.118

　ここまででも多くの気づきがあったわけですが、ここからは私の実感も踏まえながら、分析の手順に沿って、どのように分析を見直していったかを説明していきたいと思います。

（2）切片化に対する考えの変化

I:p.37-40
　p.163-164
II:p.14-15
III:p.30-34

　GTAでは、**切片化**（☞I, II, III）をおこなうことでデータを文脈から切り離して分析をおこないます。切片化とは、文脈にとらわれて研究者のバイアスに満ちた読み方をしてしまわないようにするため、および、データを細かく多角的に検討して解釈するためにおこない、より正確に多くの概念を抽出しようとする作業です。

　切片化は分析の初期段階でおこなう作業ですが、私の分析にはこの段階から見直すべき点がいくつかありました。以前の私には、切片化をおこなう意味や必要性が十分に理解できていなかったためだと思います。ここでは、切片化という作業の見直しを通して理解したことや、気づいたポイントを、① すべてのデータを切片化する必要がある、② 改めて実感したデータの読み込みの意味と大切さ、③ 1つひとつの切片の大きさについて、に分けて説明します。

① すべてのデータを切片化する必要がある

　以前の私は、データの中から分析の対象とする部分を選んで、切片を取り出すような考え方をしていました。なぜなら、「1つのデータを通して1つのプロセスを表す」という意識と、「1つのデータの中にある現象は1つだ」という意識が相まって、"自分がとらえたい現象を表すために有効なデータはどの部分かな"と探してしまっていたためです。

　しかし、データに含まれている現象が複数であれば、それらをとらえるためにデータすべてを切片化し、分析の対象にする必要があります。切片化の段階では、その切片がどのようなカテゴリーになるのかわかりませんし、分析の先を見越して恣意的にデータを切り出してしまうのではなく、インタビューであればインタビュアーの質問も含めた、文字通りすべてのデータを分析対象とするべきだと学びました。インタビュアーとインタビュイーの間のどのような相互作用の中で語られた内容なのかということも考慮しながら分析する必要があります。もちろん、中には全然関係がな

132

いと思える話も出てくるかもしれませんが、それも1つの内容として、とりあえず含めて分析をおこないます。内容が1つひとつの現象に関わってくる概念として重要であるかどうかは、そうしてデータすべてを帰納的に分析する中で見えてくるのではないかと思います。

② 改めて実感したデータの読み込みの意味と大切さ

切片化をおこなうにあたって改めて大切だと思うのは、やはり切片化をおこなう前のデータの読み込みです。読み込みについても私には誤解があり、それが切片化や、その後の分析にも影響したのだろうと思います。どのような誤解かというと、GTAではデータに根ざして概念を抽出し、段階的に抽象度を上げて理論産出を目指しますが、この"データに根ざす"ことに関する誤解です。

私は、"データに根ざす"ことを"語られた内容を、そのまま分析しないといけない"と考えていました。そのため、テープ起こしをしたデータは不可侵領域であり、データの読み込みの際に、指示語の補足や、表情や語気などの情報でさえも追加してはいけないと思っていました。

必要なデータの補足をせずに切片化をしようとするために、データ中の指示語の意味を切片の中で保とうとすると、前後の文脈を丸ごと1つの切片の中に入れるしかなくなり、結果として、1つひとつの切片が大きすぎるという問題の一因になっていたと思います。

もちろん、データに表されていないことを勝手に補足して分析することはできません。だからこそ、時間をかけてデータを読み込むことが大切であり、指示語の意味をよく検討して補足したり、助詞や語尾の言葉に注意しながら読んだり、表情や語気などの情報を追記することによって読む速さを落とすことで、データの深い読み込みにつながるということが理解できました。表情や語気といった情報は、それ単体でインタビューの逐語録と別に取り扱おうとするとあまり意味のないものにも思えますが、データに組み込んで分析の補助にするものだと考えると、分析をおこなううえで有効であると実感できます。

③ 1つひとつの切片の大きさについて

　以前の私の切片化には、1つひとつの切片が大きすぎるという問題がありました。先に述べた、データの読み込みで必要な補足をおこなっていなかったことにくわえて、前後の文脈の流れを切り離しては意味が損なわれてしまうと考えたために、切片を大きくとらえがちだったのです。

分析例③　切片を大きく切ってしまった場合

切片番号	データ	ラベル名
34	頬がすごく腫れたときの痛みは、虫歯で頬が腫れた時のような感じで、どう対応したら良いかは分からないですけど、本当にただ腫れることによる痛みは、まだがんばれば耐えられるんです。	ただの腫れる痛みはまだ耐えられる

　その結果、ラベル名にも複数の意味が含まれて複雑になっていたり、短くラベルに表そうとすることで、データに含まれる要素が欠けてしまったものもありました。同じ部分でも、今では次のように切片化をおこなっています。

分析例④　切片を細かく切った場合

切片番号	データ	ラベル名
34-1	頬がすごく腫れたときの痛みは、虫歯で頬が腫れた時のような感じで、	腫れる痛みは虫歯のような感じ
34-2	どう対応したら良いかは分からないですけど、	分からない対応方法
34-3	本当にただ腫れることによる痛みは、まだがんばれば耐えられるんです。	がんばれば耐えられる腫れの痛み

　分析例③と比べると、分析④は、それぞれ細かな意味のまとまりに着目して切片化をし直しています。以前の私は、「ただ腫れることによる痛みはまだ耐えられる」という部分に注目して、その前提となる文脈として「34-1」「34-2」も1つの切片にまとめていました。しかし、このように文脈にとらわれて大きな切片にしてしまうと、抽出されたラベルを見たときに、「34-1」や「34-2」に含まれる内容が損なわれてしまっていることがわかります。

以前は、切片化をおこなう際に、前提となる話があったうえでの1つの意味のまとまりのように考えていましたが、そもそもGTAでとらえようとする現象とプロセスは、カテゴリー同士の関連と組み合わせで成り立つものなので、話の流れに支えられているわけではありません。切片化の段階では、カテゴリーにした際にどうまとまるかは分からないので、細かく切片を分けて分析し、それぞれを別のラベルとして抽出しておくことが重要だと思います。実際に、「34-1」「34-2」「34-3」の3切片は、現在の分析では《痛みの悪化》《痛みへの対応》《痛みに負けない思い》と、それぞれ異なるカテゴリーに含まれています。

　以前は、切片化によりデータの文脈から離れてしまうと、ラベルやカテゴリー同士の関係が見えづらいのではないかと考えていましたが、今ではむしろ、文脈では直接表されていない関係を見出すことが大きな意味をもつと考えています。そのためには、やはり切片化の段階では文脈から離れて、細かく切片化して分析することが大切です。

（3）概念はデータの要約ではない

　さて、切片化が終われば、次は**プロパティとディメンション**（☞Ⅰ, Ⅱ）Ⅰ:p.4-5 p.50-56 p.161 Ⅱ:p.48-49の抽出から始まる、概念を抽出していく作業です。しかし、ここでも"データに根ざす"ことへの誤解が私の分析を妨げていました。ここでは、① プロパティとディメンションという概念の抽出、② プロパティとディメンションがカテゴリーの抽象度に与えた影響、③ サブカテゴリーは使わない、に分けて説明していきます。

① プロパティとディメンションという概念の抽出
　私は"データに根ざす"ためには、データにない言葉を分析に使うことができないと考えていました。当然、データに含まれていない内容を分析の結果として出すことはできませんが、データに出てくる言葉をそのまま用いるばかりでは、プロパティやディメンションを十分に抽出できません。
　実際、以前の私はプロパティやディメンションを抽出する際、データに

出てくる言葉に対して、「○○の意味」や「□□の内容」といった、ほとんどデータの単語をなぞったようなプロパティばかりを抽出してしまっていました。そのときの考え方に従って、1切片を分析した例を紹介します。

分析例⑤　データ中の単語にとらわれた分析の例

切片番号	テクスト	プロパティ	ディメンション	ラベル
34-3	本当にただ腫れることによる痛みは、まだがんばれば耐えられるんです。	「本当に」の意味	素直に、率直に	腫れの痛みはまだ耐えられる
		「ただ」の意味	限定	
		痛みの原因	腫れ	
		「は」の意味	前置き、限定条件	
		「耐えられる」の指す内容	腫れることによる痛み	
		「まだ」の意味	余地がある	
		がんばる内容	痛みを耐えること	

　分析する際にはデータを多角的に見て、そのデータが、どのようなプロパティから見てどのようなディメンションに位置づけることができるのかをとらえることが重要です。データ中に単語として直接表現されていなくても、そのデータが何を意味しているかを検討し、様々な視点からたくさんのプロパティとディメンションをあげることが必要です。もちろん、データの単語をなぞることが悪いということでは決してありません。とはいえ、分析例⑤のように、データ中の単語にとらわれてばかりでは、限られたプロパティやディメンションしか抽出できません。また、このようなプロパティとディメンションでは、まったく同じ単語が登場しない限り、異なる切片同士で類似するプロパティが抽出されず、切片同士の共通点や違いが見えづらくなります。これは、あとで詳しく説明する、概念同士の関連を考えることにも影響します。それでは、データ中の単語にとらわれず、多角的にデータを見た場合にはどのような分析となるのか考えてみましょう。

分析例⑥　データを多角的に見て検討した分析の例

切片番号	テクスト	プロパティ	ディメンション	ラベル
34-3	本当にただ腫れることによる痛み、これはまだがんばれば耐えられるんです。	「本当に」の意味	素直に、率直に	がんばれば耐えられる腫れの痛み
		「ただ」の意味	限定	
		痛みの原因	腫れ	
		痛みの原因の数	**1個[ただ…による]**	
		「耐えられる」の指す内容	腫れることによる痛み	
		「まだ」の意味	譲歩	
		痛みのとらえ方	**まだ耐えられる**	
		がんばる内容	**痛みを耐えること**	
		耐えられる条件	**がんばる[がんばれば]**	
		耐えられる度合い	**中～高[耐えられるんです]**	
		痛みの度合い	**中?**	
		がんばりが必要な程度	**?**	
		痛みで生活に支障がでる度合い	**?**	

（太字が分析例⑤から変わった点）

　データ中の単語にとらわれずに分析し直したことで、以前の分析にはなかったプロパティとディメンションを抽出することができました（太字部分）。例えば、「痛みの原因の数」というプロパティは、「原因の数」という、データにはない言葉を用いて抽出したプロパティです。データ中の単語を用いたプロパティとディメンションばかりを考えていたときには思いつかなかったものです。

　さらに、ラベルはプロパティとディメンションに出てくる言葉を使って表現するので、ラベル名も少し変化しています。「痛みのとらえ方」や「耐えられる条件」「耐えられる度合い」というプロパティを抽出したことで、語り手が痛みを「まだ耐えられるものだととらえている」こと、「耐えることには、"頑張れば"という条件がある」ことが明確になり、この切片のラベル名としてこれらの要素が重要であると考え、ラベル名も見直しました。

　この2つのラベル名だけを見ると、分析例⑤の「腫れの痛みはまだ耐えられる」でも、分析例⑥の「がんばれば耐えられる腫れの痛み」でも、データをすぐに思い返せるような具体的な表現で、問題がないように思えるかもしれません。しかし、分析例⑥のほうが、「がんばれば」や「耐えられる」「腫れ」「痛み」といった言葉が、データの中でどのような位置づけであるのかがわかるラベル名となっていて、その根拠が抽出されたプロパティとディメンションにはっきりと示されています。こちらのほうが、複数のラ

ベルを集めてカテゴリーにまとめる際に、その切片の位置づけを明確にすることができるので、分析例⑥のラベル名のほうが適切だと思います。

　このように、データ中に単語として登場していなくとも、“データが示していると言える”範囲でのプロパティとディメンションをたくさん抽出することができると、そのデータをより正確にとらえることにつながります。たくさん抽出したプロパティ、ディメンションは、その時点ではすべてが分析に役立つものかどうかはわかりませんが、分析を進める中での手がかりを増やすことになり、とても有意義です。

　今では、データに根ざし、データに忠実に分析をすることと、データに出てくる単語を用いた分析ばかりになってしまうことは、意味合いが異なると思うようになりました。しかしながら、“データが示していると言える”範囲のプロパティやディメンションを増やすことは一朝一夕にはいかないと感じています。私自身、自分の分析を見直しては検討することを繰り返したり、あるいは練習問題に取り組んだり、ゼミで他の研究者の分析についてディスカッションをすることを通じて訓練を続けています。時間と労力がかかりますが、それでも訓練を続けようと思うのは、やはりプロパティとディメンションが十分に抽出できていなかったことで手がかりが少なく、後々の分析に影響してしまった経験があるからです。では、実際にプロパティやディメンションが十分に抽出できていないとどのような影響があるのかについて、次に説明します。

② プロパティとディメンションがカテゴリーの抽象度に与えた影響

　GTAでは段階的に概念の抽象度を上げて、最終的にはカテゴリー同士を関連づけることで現象の構造と変化のプロセスを示すので、カテゴリーのまとめ方はどんな現象を見いだすかに大きく影響します。

　先述のとおり、私の場合はプロパティとディメンションを抽出する段階で“データに根ざす”ことへの誤解がありました。そして、冒頭に述べた現象に対する誤解も相まって、プロパティやディメンションといった抽象度の低い概念が十分に抽出できていなかったために、カテゴリーにまとめるときに問題が生じていました。

現象に対する誤解があったときには、複数の意味が含まれる大きな切片を作ってしまう傾向が強く、ラベル名も長く複雑になっていました。そして、プロパティやディメンションもデータに出てきた単語をなぞったものばかりを抽出していました。これでは、ラベル名を付けるところまではなんとかたどり着いても、その後カテゴリーにまとめようとする段階ではプロパティとディメンションに基づいて各切片の共通点や違いを考えることができないので、分析が困難になります。

　そもそも、いろいろな意味が含まれている大きな切片同士を一緒にして、それらを包括するカテゴリーを考えようとしていたので、いろいろなものが混在した抽象度の高いカテゴリー名になってしまっていました。そして、抽象度が高すぎるために、カテゴリーだけを見ても一体それがどのような概念なのかよくわからないという問題が生じていました。それぞれのカテゴリーがどういうものかがわからないようでは、当然、カテゴリー同士の関連を検討することも困難になってしまいます。

　カテゴリーのまとめ方やカテゴリー同士の関連を適切に検討するために、プロパティとディメンション、ラベルという抽象度の低い概念が十分に抽出できていることは重要だと思います。抽象度の低い概念であるプロパティとディメンション、ラベルを基にカテゴリーを考えれば、カテゴリーのまとめ方の検討もより具体的になるので、様々なものが混在した大きなカテゴリーを作り出してしまう危険性は小さくなります。くわえて、それぞれのカテゴリーに含まれる抽象度の低い概念によって、そのカテゴリーがどのような概念か説明しやすくなり、そのカテゴリーの特徴をとらえたカテゴリー名をつけやすくもなります。

③ サブカテゴリーは使わない

　ところで、プロパティ、ディメンション、ラベルの抽出が未熟で、カテゴリーの抽象度が高くなってしまっていた私は、当時、そうした状況を打破するためにサブカテゴリーを分析に取り入れていました。ここで私が意図したサブカテゴリーの意味合いは、「カテゴリーに含まれ、プロパティやラベルよりは抽象度が高いが、カテゴリーよりは抽象度の低い概念」と

いうものでした。ところが、GTAにおけるサブカテゴリーとは、本来このような意味合いで用いられているものではなかったのです。

　もともと、GTAにおいてサブカテゴリーが用いられていたのは、カテゴリーを関連づける段階です。複数のカテゴリーを関連づけて現象をとらえる際に、現象の中心となる1つのカテゴリーを決め、それ以外がサブカテゴリーとして位置づけられていました。つまり、ラベルとカテゴリーのように抽象度の異なる概念ではなく、もともとは同じ抽象度である複数のカテゴリーを、最終的に現象の中での位置づけで区別する際に用いられていた用語ということです（『質的研究法ゼミナール』2013, pp.124-125, pp.134-138）（☞Ⅲ）。

Ⅲ:p.98

　現在では、私のような誤解を避ける意味でも、戈木クレイグヒル版のGTAではサブカテゴリーという用語は使用されていません。いずれにしても、ラベルとカテゴリーの間に別の下位概念をつくりたくなってしまうのは、カテゴリーが大きすぎるというアラートなのかもしれません。

（4）概念の関連づけを考える中での気づき

　GTAでは、プロパティとディメンションに基づき、複数のカテゴリーを関連づけて現象を把握していきます。カテゴリー同士がどのようなプロパティとディメンションの組み合わせで結びつき、その現象をかたちづくっているのかを図示したものが**カテゴリー関連図**（☞Ⅰ, Ⅱ, Ⅲ）です。

Ⅰ:p.119-130
Ⅱ:p.49-50
Ⅲ:p.98-101

　じつは、私は以前、このカテゴリー関連図を描くという作業をおこなっていませんでした。カテゴリー関連図を用いて、カテゴリーを関連づけて検討することにどのようなメリットがあるのか実感できておらず、あくまで分析結果の示し方のひとつであるようにとらえていたのです。

　ここでは、私が実際にカテゴリー同士の関連づけを検討し、カテゴリー関連図を描くことに取り組む中で実感したメリットについて、① パラダイムの用い方の誤解、② カテゴリー同士の関連づけを通した気づき、③ カテゴリー関連図を描くメリット、に分けて説明していきます。

① パラダイムの用い方の誤解

　カテゴリーの関連づけの話に進む前に、まず、**パラダイム**（☞Ⅰ, Ⅱ, Ⅲ）を用いてカテゴリーを分類する作業についてお話ししたいと思います。パラダイムはカテゴリー同士の関連を検討する前に用いるものですが、これまでの例に漏れず、私にはここでも誤解がありました。

Ⅰ:p.117-119
Ⅱ:p.173-174
Ⅲ:p.64-65

　パラダイムの役割は、オープン・コーディングで抽出したカテゴリーを、現象ごとに、かつ大まかに「状況」・「行為／相互行為」・「帰結」の3つに分けることです。パラダイムを用いることによって、カテゴリーを現象ごとに分類し、カテゴリー同士の関係を大まかに把握できます。

　実は、パラダイムを用いてカテゴリーを分類する作業自体は、以前の分析でも取り組んでいました。ところが、ここでもとらえたい現象に対する誤解が悪い影響を及ぼしました。

　以前の私は、「自分が1つのデータでとらえている現象は1つだ」と考えていたので、「パラダイムを用いてカテゴリーを現象ごとに分類する」という意識がなく、すべてのカテゴリーを1つの現象に当てはめて、パラダイムを用いて分類しようとしていました。くわえて、時系列に沿った流れが1つのプロセスだという誤解もあったので、物語の“起承転結”で言うところの“起”を「状況」、“結”を「帰結」というように考えて分類していたことも誤りでした。

　現象やプロセスに関する誤解が解け、1つのデータの中にも複数の現象が存在しうると学んだ私は、「では、それぞれの現象にはどうやって分けるのだろうか」という素朴な疑問をもちました。その答えとなるのがパラダイムです。しかし、ここまで来ても私は、まだパラダイムを正確に理解することができませんでした。

　パラダイムには、「状況」・「行為／相互行為」・「帰結」という枠組みがあります。そして、「状況」は1つの現象に1つです。私はこれらのことをもとに、“1つの現象には1つの「状況」しかないので、カテゴリーができあがった時点でパラダイムを用いることによって、「状況」に分類されたカテゴリーを支点にして現象を区分できる”と改めて理解していたのですが、残念ながらこれも誤解でした。つまり、「パラダイムを用いてカテゴ

リーを分類する」ことは、「1つひとつの現象に、カテゴリーを仕分けるための作業ではない」ということが理解できていなかったのです。ただし、これでは前述の私がもった疑問と矛盾しているように感じられると思うので、もう少し考えてみたいと思います。

　パラダイムを用いると、「状況」・「行為／相互行為」・「帰結」という枠組みから、大まかに現象をとらえることができるので、「大まかに1つひとつの現象を分けて考えられる」というのは間違いではありません。しかし、私のように、"「状況」は1つの現象に1つだから、パラダイムを用いて現象を明確に区別できる"と考えてしまうことは、研究者の偏見によって分析が進む危険にもつながります。

　パラダイムという枠組みは、あくまでもデータの中にどんな現象があるのかを大まかにとらえようとするためのものです。パラダイムという型に、抽出したカテゴリーを無理矢理詰め込むように用いるものではありません。パラダイムをもとにして、カテゴリー同士の関係を考えてみると、データに複数の現象（相互作用によって生じる変化のプロセス）が含まれているのであれば、まずは変化のプロセスの断片がいくつか浮かび上がってくるのではないかと考えられます。それを重ねることにより、いくつかのカテゴリーや、カテゴリーの関連同士を、さらに関連づけて考えられるようになり、結果的に複数のパラダイムが見出されるため、データの中にある複数の現象を分けることにつながる、というような用い方だと考えています。

　ただし、この時点のパラダイムは暫定的で、大まかに現象をとらえるための枠組みであることには注意が必要です。したがって、この段階では、何かの相互作用と考えられるものの、対応する「状況」や「帰結」が見当たらない、というようなカテゴリーもあるかもしれません。そして次に1つひとつの現象を詳しく分析してみると、「状況」であったカテゴリーが「行為／相互行為」のカテゴリーと入れ替わったり、やっぱり関係がないと考えられるカテゴリーが出てきたり、あるいは必要なカテゴリーが足りない、ということも考えられます。とはいえ、いきなりすべてのカテゴリーを相手に、同時に複数の現象を詳しく分析しようとするのは無謀なことですから、パラダイムの枠組みをもとに、大まかに現象をとらえておく

ことは重要なステップです。

　このように、データから抽出したたくさんのカテゴリーを、パラダイムの枠組みを用いて分類することで、カテゴリー同士の関係を大まかに把握でき、データの中にはどんな現象がいくつ存在しているのかを検討することができます。現象について新たな認識で分析し直したことで、カテゴリーの抽象度が高くなりすぎずに数が増えたことも、パラダイムを用いる意味を理解できた理由の1つです。

② カテゴリー同士の関連づけを通した気づき

　データの読み込み方を改め、切片化を見直し、概念の抽出に苦悩しながらもカテゴリーにまとめ、パラダイムを用いて現象ごとにカテゴリーを整理して、ようやくカテゴリー同士の関連を検討する段階にたどり着きます。ところが、この道のりは後戻りができない一方通行ではありません。カテゴリー同士の関連を検討する中で、それまでの分析の見直しを迫られることが多いからです。

　GTAの長所は、分析手順において具体的に解説された様々な技法があり、正しく使えば、分析が間違った方向に進まないように規制がかかり、自然に理論産出へと向かうことができることです（「グラウンデッド・セオリー・アプローチの長所と弱点」については、☞Ⅰ）。私は、この長所を一番実感できるのが、カテゴリー同士の関連を検討する作業にあると感じています。カテゴリー同士の関連を検討する段階で、それまでの分析を見直す必要があることに気づくというと、分析手順の行ったり来たりを繰り返すことになり、途方もない道のりになると思われるかもしれませんが、じつはデータに根ざして分析するうえでは大きなメリットだと思います。Ⅰ:p.11-15

　例えば、カテゴリー同士の関連を検討する際には、カテゴリーに含まれているプロパティとディメンションの組み合わせで結びつきを考えます。プロパティとディメンションが適切に抽出できていなければ、カテゴリー同士の関連を見いだすことができませんから、分析がうまく進まなくなります。そうした際には、例えば、抽象度が高すぎる大きなカテゴリーばかりになっていないかと見直したり、それぞれのカテゴリーに含まれるべき

プロパティやディメンションが十分に抽出されているかと、足元を支えてくれる小さな概念に戻って見直しをおこないます。このように、カテゴリー同士の関連づけは分析過程の各段階を見直すきっかけとなり、データから、偏ったり、思い込みの方向へ飛躍することなく、帰納的に現象を把握することにつながります。

　見直しをおこなわずに猛進してしまうと、結局、分析の根拠を説明することが困難になってしまうことになるので、研究の結果としても要点がわかりづらくなってしまうと思います。分析の見直しは、それまでの分析が手順に沿って積み重ねられていれば、比較的スムーズにおこなうことができると思うので、一歩一歩進めていくことが大切だと改めて実感しました。

③ カテゴリー関連図を描くメリット

　カテゴリー関連図を描く作業は、ここまでに述べたように、カテゴリー同士の関連づけにおいて抽象度の低い概念も含めて現象を図示し、分析の状態を確認できるので、分析を見直すことができる点で有意義です。

　私は、大学院で初めてGTAを用いた研究に取り組んだ際、正直なところ、カテゴリー関連図は結果を示すひとつの手段だというような認識でしかありませんでした。実際に、カテゴリー関連図を描いてみようとはしたものの、現象やプロセスの理解も不十分で、分析のあらゆる段階で未熟であったので、プロパティやディメンションをもとに、どのような場合にカテゴリー同士が関連づくのか、図の中でうまく説明できませんでした。そうして当時描いたカテゴリー関連図は、まさにすごろくのように、時間の流れに沿った物語が進む様子を矢印でつなげただけの図になってしまっていました。この程度の内容では、文章で十分説明することができますし、ストーリーラインとは別に図で示すことのメリットを感じることができませんでした。しかし、GTAで把握したい現象が、相互作用によって生じる多様なプロセスから成るものだと理解した今では、その多様なプロセスを可視化するうえで、カテゴリー関連図がいかに有用であるかがよくわかります。

　くわえて、学び直したうえでカテゴリー関連図を描く作業に取り組んだ

ことで、カテゴリー関連図は、ただの結果を示す手段ではないということがわかりました。カテゴリー関連図を検討する過程が、分析を見直すきっかけにもなることは先に触れましたが、他にも、カテゴリー関連図を描くことで、今はまだデータ収集ができていない部分に目を向けることができることも重要な点だと思います。

　GTAでは、1つのデータを収集したら、分析をおこない、理論的サンプリングによって戦略的にデータ収集を進めていきます。次のサンプリングを考えるにあたって、どのようなデータを収集する必要があるのか、より洗練された具体的な戦略を立てるために、カテゴリー関連図はとても役立つと感じています。カテゴリー関連図は、データから抽出できたプロパティやディメンション、カテゴリーをもとに描いていきますが、それだけではありません。その関連図を描く時点では、まだデータに表れていないもの、今後把握することができればカテゴリー同士を関連づける可能性のあるプロパティとディメンションの組み合わせを考えたり、現象を把握するために不足しているカテゴリーがないかを考えるなど、アイデアにあふれた検討をおこないます。ずっとデータと向き合ってきた段階からいったん離れ、概念に向き合い、創造的な思考をおこなうため、またひと味違うおもしろさも感じます。

　以前は、単にデータ収集と分析を交互におこなうことが理論的サンプリングだと思っていましたが、このように、カテゴリー関連図を用いて分析をおこなうことで、より具体的なアイデアを出しながら、理論的サンプリングをおこなうことが重要なのだと実感しました。

（5）データ収集に対する意識の変化

　これまで、分析の手順に沿って、私の誤解や学びを紹介してきましたが、GTAについての学びを深め、分析を見直すことを通して、データ収集に対する意識も変わりました。

　私はインタビューでデータ収集をおこないましたが、インタビューの中でアンテナを立てて質問しようとする内容が以前と今とでは違います。

データ収集の段階では、GTAの分析ができるようなデータを緻密に収集してくることが重要ですが、そのためにはどんなデータがGTAの分析にとってリッチと言えるのかを考える必要があります。インタビューでは特に、インタビュアーの関心や質問によって、どのような種類の「状況」が、どのくらい出てくるかも変わります。あるいは、インタビュアーの関心とは少し違った内容が語られる場合もあるので、とらえられる現象の数や種類が増えることもあるでしょう。リサーチ・クエスチョンを立ててデータ収集をおこなう以上、あらゆる種類のデータが広く浅く収集できることよりも、リサーチ・クエスチョンに答えてくれるデータが多く収集でき、かつ、対象者の経験を、変化が生じたきっかけや理由も含めて一連の流れとして詳細に把握できるほうがよいわけです。

　私の経験では、以前はインタビューをおこなう際、例えば就職や進学といった、その人の人生の歩みにおける転機となるような経験ばかりを把握しようとしていました。そして、その経験を肉づけする、考え方や思い、気持ちがたくさん出てくるインタビューがリッチなデータだと考えて、データ収集に取り組んでいました。インタビューの中で、インタビュイーが気持ちを込めて話してくれることはとても重要なことですが、問題だったのは、特定の出来事に関するその人の考え方や気持ちをたくさん聞くことにばかり集中しており、それらがどう変化したのか、変化したのであれば、その変化のきっかけや理由は何かということを意識して質問できていなかったことです。

　相互作用によって生じる変化のプロセスをとらえたいのであれば、インタビューで語られる話の中で、何らかの変化が生じたと考えられることにはアンテナを立てている必要があると思います。そして、語りの中で何か変化に気づいたら、なぜ、どのように、何がきっかけでその変化が生じたのかという流れを詳細にとらえようと意識する必要があります。ただし、実際にどのようなプロセスがあるかは、分析をしてみないと分かりません。とはいえ、把握した現象を示すカテゴリー関連図についても理解が深まった今では、変化のきっかけや流れを意識して収集したデータのほうが、カテゴリー同士を結びつけてくれるプロパティやディメンションがたくさん

出てきて、よりよいデータだということがわかります。

　研究を通して明らかにしたい現象がどういうもので、リッチなデータがどういうものかがわかるようになってきたことで、研究計画の段階では目標数を設定することが困難であることも納得できました。GTAの場合には、どんな人を対象に、どのくらいの人数に調査をおこなう必要があるかは、明らかにしたい現象がどういうものであるかということと、収集したデータの質によって左右されます。1つひとつのデータでどこまで現象を把握できるかは、分析を通してはじめて明らかになるので、事前に知ることはできません。データの数＝プロセスの数ではないという意識をもって、必要なデータを取り逃さないように、データ収集と分析を戦略的に進めていくことが重要なのだと思います。研究計画の段階でデータ数の設定を求められることがあるかもしれませんが、無理に設定し、その根拠を説明しようとするよりも、どういった研究法を用いて、どのように、何を明らかにしようとするのかを、正確に伝えることのほうが大切なのだと思います。

　以上、私の経験をもとに、誤解や気づき・学びを紹介してきました。今振り返ってみると、分析の手順全体を通していろいろな誤解があり、それによる失敗が生じていました。しかし、何が誤解で何が失敗だったのかを学べたのは、本を読み自分なりに理解して、実際にデータ収集と分析を続けてきたからだと思っています。

　分析がうまくいかず悩むときは、まず手順通りに1からやってみること、本で確認すること、それでもうまくいかなければ、他の人に聞いてみることが大切です。他の人の見方がヒントになることもあります。読者の皆さまにも、ここに書いた私の経験が何かの気づきになれば幸いです。

　これからも、データ収集と分析を繰り返し、とにかく1つひとつのデータを大事にして、分析を丁寧にやってみるということを肝に銘じて学び続けたいと思っています。

7章　論文の作成

　本書では、すでにグラウンデッド・セオリー・アプローチ（以下GTA）の基礎を学んだ人が、実際に研究をおこなう際にぶつかる可能性のある問題を取り上げ、それらをどう乗り越えながら研究を進めたらよいかを検討してきました。この最後の章では、論文の作成、とくに結果と考察の部分をどう書いたらよいのかを考えてみたいと思います。

　表7-1に、結果と考察に書くべき内容をまとめました。「結果」では、まず、データを提供してくれた研究協力者や収集した場面数、研究結果に影響を与える可能性のある属性を説明します。通常は表を用いて、必要最低限ながらも、漏れのない情報を示します。配慮なく不要な情報を示すと、役に立たないばかりではなく、読者を混乱させてしまうからです。また、事例を並べる順序についても、データを収集した順のままでよいのか、それとも、結果に影響する年齢や経験年数などの属性に沿った並べ方や、抽出した現象や概念に関わるデータに沿った並べ方がよいのかを検討します。

　次に、リサーチ・クエスチョンに対応する現象について、複数のカテゴリー（概念）と、カテゴリー同士を関連づけたプロセスをカテゴリー関連図として示したうえで、それを文章に置き換えた**ストーリーライン**（☞Ⅰ、Ⅲ）を記述します。Ⅰ:p.130-133
Ⅲ:p.101-104
p.121

　その後、それぞれのカテゴリーを説明しますが、その際に、収集したデータの一部を適切に例示することで説明がわかりやすくなると同時に、分析の妥当性を確認してもらうこともできます。当然のことながら、ここで例として示すデータは、カテゴリーを明解に表すものでなくてはなりません。ところが、実際には、カテゴリーに対応しない冗長なデータが示された論文が散見されます。気をつけたいところです。

　一方、「考察」では、結果として見いだされたカテゴリーと、カテゴリー

表7-1　論文の結果と考察に書くべき内容

1.　結果
(1)　研究協力者や収集した場面数を、順番も考慮しながら、結果に影響する可能性のある必要最低限の属性と共に表に示す。
(2)　リサーチ・クエスチョンに対応する現象を、多様なプロセスが含まれたカテゴリー関連図と、それを文章にしたストーリーラインによって説明する。
(3)　現象を形作るカテゴリーそれぞれを説明したうえで、そのカテゴリーを抽出する基となったデータを例示する。

2.　考察
(1)　結果として見いだされたカテゴリーとプロセスを基にして議論を進める。
(2)　先行研究との比較検討をおこなったうえで、新しい知見を明確に示す。
(3)　研究の限界と今後の課題を示す。

関連図で示したプロセスを基にして、議論を着実に進めます。考察が結果の繰り返しになってしまったり、結果と関係のない意見の主張になってしまっては、「研究論文」とはいえません。くわえて、**新しい知見が**なければ、論文を発表する意味がなくなってしまいますから、先行研究の結果との比較検討を踏まえつつ、その研究で新たに得られた知見を前面に出して書き進めることが重要です。

　そのうえで、その研究の中で把握できなかった点に触れ、今後、何をおこなうべきなのかという**課題**を提示します。研究の成果が意味のあるものとなるためには、たくさんの研究結果が積み上げられていくことが必要です。研究の限界と今後の課題によって、次の研究が進むべき方向を明確に差し示すことは、次の研究を自分がおこなうにしても、他の研究者がおこなうにしても重要だと思います。

　以上が、結果と考察に書くべき内容です。ここからは、本書で例として用いている小児集中治療室（PICU）でのフィールドワークを基にして書いた論文を例にして、話を進めたいと思います。論文を書き始める前におこなうべき、「1　リサーチ・クエスチョンと抽出された現象との対応」の確認から始め、この論文に沿って、「2　論文全体に書いた結果と考察」を紹介したあと、「3　カテゴリー関連図とストーリーライン」、「4　結果と

考察の例」、「5　研究の課題と今後の展望」の順で紹介したいと思います。

　念のために申し上げますが、この論文が優れているから示すわけではな
く、例として用いるだけです。煩雑さを防ぐために、ここには論文の一部
を引用しますので、もしも論文自体に関心をもってくださる読者がおられ
たら、この章の最後にあげる掲載誌をご覧ください。

1　リサーチ・クエスチョンと抽出された現象の対応

　まず、論文を書き始める前に、リサーチ・クエスチョンと現象を表すカ
テゴリー関連図との対応を確認します。GTAでは、データを1つ収集し
たら、すぐに分析し、その結果としてとらえた複数の現象の中に、リサー
チ・クエスチョンに対応するものがあるかどうかを確認したうえで、次に
どのような人や場面からどのようなデータを収集するかを検討するという
理論的サンプリング（☞Ⅰ, Ⅱ, Ⅲ）をおこないます。（もし、リサーチ・ク
エスチョンに対応するカテゴリー関連図がなければ、データ収集が悪いのか、
リサーチ・クエスチョンが悪いのかを検討しなくてはなりません。）

Ⅰ:p.106-111
Ⅱ:p.103-104
　p.148-149
　p.182-184
Ⅲ:p.104-108

　毎回の分析の結果は、それまでに作った同じ現象に関する**カテゴリー関
連図**（☞Ⅰ, Ⅱ, Ⅲ）に積み重ねられていきます。結果には、最終的にでき
たカテゴリー関連図（正確には、複数のカテゴリー関連図を統合した、カテ
ゴリー関連統合図ですが、本文ではカテゴリー関連図に統一します）が示さ
れるので、それがリサーチ・クエスチョンと乖離することはないはずです。
しかし、念のために、もう一度だけ確認します。

Ⅰ:p.119-134
Ⅱ:p.49-50
　p.128-131
Ⅲ:p.89-101
　p.112-117

　今回例にした研究では、先行研究の蓄積がなかったこともあり、PICU
における両親の体験を大まかに把握したいと考え、「① 両親は子どもが
PICUに入室中にどのような体験をするのか。② 子どものPICU入室中の
体験は両親に何をもたらすのか」という大きめのリサーチ・クエスチョン
を立てました。分析の結果、このリサーチ・クエスチョンに対応する現象
として把握したものが、図7-1のカテゴリー関連図です。

　通常は、先に抽象度の低いリサーチ・クエスチョンを立てて、それに対

応する現象を把握して発表し、そのような現象がたくさんできたところで統合し、より抽象度の高い現象を把握します。抽象度の低い現象から始めたほうが、堅実だからです（つまり、抽象度の低い現象をアキシャル・コーディングでとらえ、複数の現象を把握したうえで、それらをセレクティブ・コーディングで統合し、抽象度の高い現象を把握しようするのが王道です）。しかし、今回の場合には、あえて先に抽象度の高い現象を把握し、全体像を示したほうがよいと考えたため、リサーチ・クエスチョンも、アキシャル・コーディングでとらえた現象も、抽象度の高いものになりました。

　今回の研究結果として抽出された7つのカテゴリー、《子どもの状態の評価》《医療のモニタリング》《場のモニタリング》【子どもの頑張りを支える】《気持ちの立て直し》《闘病の意味づけ》《無力感》は、抽象度を下げて考えれば、それぞれ別個の現象として成り立ちうるものですから、今後の研究では、それぞれについても詳細に把握する必要があります[註]。

　このように、ひとくちに「現象」といっても、現象が表す範囲や抽象度はいろいろです。図7-1の現象は、大きな現象で抽象度も高いものですが、例えば、4章（p.89）の関連図は、3章（p.27）に示した観察項目のうちの1つ「OQ2：子どもの病状説明の場で、両親と医療者はどのようなやりとりをおこなっているのか」を基にして、一場面のデータを収集し、分析したものです。この関連図は、一場面に限定された現象ではありますが、次頁の図7-1に示したカテゴリー関連図中の左上にある《医療のモニタリング》というカテゴリーの一部にあたるものです。

[註] 以下、文中では現象の中心となるカテゴリーに【　】、カテゴリーに《　》を付けています。

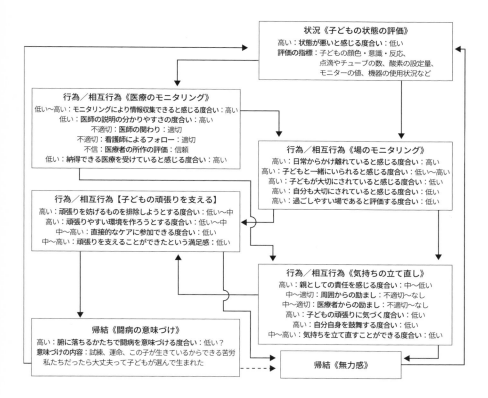

図7-1 【子どもの頑張りを支える】という現象に関わるカテゴリー関連図

　図は、カテゴリー同士を関連づけて現象を表したものである。図中の四角は、カテゴリー（概念）を示す。その中には、【　】で示した中心となるカテゴリー名、または《　》で示したカテゴリー名を書いた。その下に概念の主要なプロパティ（概念を見る視点）を太字で、ディメンション（プロパティから見たときの概念の位置づけ）を細字で示した。（p.89の図4-13のように四角の中にラベル名を、その下にプロパティとディメンションを記入することもある。）

　矢印は、カテゴリー同士がどのように関連するかを示すものである。収集したデータにはないものの、推測できる関係は破線矢印で、推測されるディメンションには「？」を付けた。

　各カテゴリーは、ディメンションの組み合わせの違いによって異なるカテゴリーと結びつき、帰結である《闘病の意味づけ》または《無力感》に進むというプロセスをたどっている。さらに、帰結は《子どもの状態の評価》につながり、次のプロセスが始まる。あるプロセスを通しての経験は、再度《子どもの状態の評価》から始まる次のプロセスのありように影響を与えるものである。

2　論文全体に書いた結果と考察

　ここまでにも述べたように、今回のリサーチ・クエスチョンが抽象度の高いものであったために、最終的な結果としてとらえ、論文に書いたカテゴリーと現象も、抽象度の高いものになりました。そのため、1つひとつのカテゴリーについて詳細に説明したうえで、それぞれに考察をくわえたところ、大量になってしまい、結果的に、4報に分けての掲載となりました。投稿先の規定にもよりますが、大きめの現象を報告する際には全体量が多くなりがちで、1本の論文におさまらない場合もあると思います。そうなった場合、どう区切るかは悩みどころで、単体でも意味をなすように工夫しなくてはなりません。この論文では、第1報で研究の全体像、第2～4報でそれぞれのカテゴリーを説明し、検討しました。

　表7-2には、第1報～第4報で取り上げたカテゴリー、結果の小見出し、考察の小見出しを紹介しました。あとで説明する「4　結果と考察の例」の本文中に、例として取り上げる項目には、下線を引いています。

　論文全体の結果と考察についてもう少し詳しく紹介すると、第1報では研究結果の概要として、研究協力者と研究協力施設を紹介したあと、「①両親は子どもがPICUに入室中にどのような体験をするのか」、「② 子どもがPICUに入室中の体験は両親に何をもたらすのか」というリサーチ・クエスチョンに対応する、『【子どもの頑張りを支える】という現象のカテゴリー関連図』（図7-1）を紹介しています。

　第2報では、《子どもの状態の評価》と《医療のモニタリング》という2つのカテゴリーを取り上げ、「結果」では、(1) 子どもの状態の評価と、(2) 医療のモニタリング、に分けてカテゴリーごとに説明しました。特に、後半の (2) 医療のモニタリングについては、このカテゴリーの主要なプロパティである、① モニタリングによる情報収集、② 医師の説明、③ 医師の関わり、④ 看護師によるフォロー、⑤ 医療者の所作の評価、⑥ 納得できる医療か、についても説明しました。図7-1のカテゴリー関連図を見て

表7-2　第1報～第4報の概要

論文	取り上げたカテゴリー（概念）	「結果」の小見出し	「考察」の小見出し
第1報		・研究協力者 ・研究協力施設 ・両親の体験－子どもの頑張りを支える 　ⅰ.カテゴリー関連図 　ⅱ.ストーリーライン	
第2報	《子どもの状態の評価》 《医療のモニタリング》	(1)子どもの状態の評価 (2)医療のモニタリング 　①モニタリングによる情報収集 　②医師の説明 　③医師の関わり 　④看護師によるフォロー 　⑤医療者の所作の評価 　⑥納得できる医療か	(1)両親がとらえる病状 (2)両親が評価したもの (3)両親への関わり方
第3報	《場のモニタリング》	①日常との乖離度合い 　ⅰ.入室時の雰囲気 　ⅱ.入室後の対応 　ⅲ.ベッド周囲の環境 　ⅳ.騒音 　ⅴ.他児の急変 ②子どもと一緒にいることができるか ③子どもは大切に扱われているか ④自分も大切にされているか ⑤<u>過ごしやすい場になるか</u>	(1)PICUという場の環境 　①子どものそばにいる時間の制限 　②騒音 (2)<u>過ごしやすい場にするための働きかけ</u>
第4報	《気持ちの立て直し》 【子どもの頑張りを支える】 《闘病の意味づけ》 《無力感》	(1)気持ちの立て直し 　①親としての責任 　②周囲からの励まし 　③医療者からの励まし 　④子どもの頑張りへの気づき 　⑤自分自身を鼓舞する (2)子どもの頑張りを支える 　①子どもの頑張りを妨げるものの排除 　②子どもが頑張りやすい環境をつくる 　③ケアへの参加 (3)<u>闘病の意味づけ</u> (4)無力感 (5)【子どもの頑張りを支える】という現象について	(1)子どもの頑張りを中心に据える (2)<u>闘病が両親にもたらすもの</u> (3)闘病を意味のある体験にするための環境作り 　①モニタリングに関わる助勢 　②ケアへの参加の助勢

※1 下線は本文中で用いる結果と考察の例
※2 「結果」の小見出しの(1)～(5)はカテゴリー、①～⑤はプロパティをあらわし、カテゴリー関連図のカテゴリー、プロパティと一致するものである。

いただくと、左上にある《医療のモニタリング》の四角の中に、これらの
プロパティが書かれていることがおわかりいただけると思います。このよ
うに、文中の説明と図の説明を統一させることは重要だと思います。その
後の「考察」では、これらの結果を踏まえて、(1) 両親がとらえる病状、(2)
両親が評価したもの、(3) 両親への関わり方について検討しています。

　第3報では、《場のモニタリング》というカテゴリーだけを取り上げたの
で、「結果」では、主要なプロパティである、① 日常との乖離度合い（こ
のカテゴリーの主要なプロパティである、ⅰ．入室時の雰囲気、ⅱ．入室後
の対応、ⅲ．ベッド周囲の環境、ⅳ．騒音、ⅴ．他児の急変）、② 子どもと
一緒にいることができるか、③ 子どもは大切に扱われているか、④ 自分
も大切にされているか、⑤ 過ごしやすい場になるかについて書いていま
す。そして、「考察」として、(1)PICU という場の環境について、① 子ど
ものそばにいる時間の制限、② 騒音について検討し、さらに、(2)過ごし
やすい場にするための働きかけを検討しました。

　最後に、第4報では、《気持ちの立て直し》【子どもの頑張りを支える】《闘
病の意味づけ》《無力感》という4つのカテゴリーを取り上げ、「結果」では、
これらのカテゴリーについて、(1)気持ちの立て直し（主要なプロパティ
である、① 親としての責任、② 周囲からの励まし、③ 医療者からの励まし、
④ 子どもの頑張りへの気づき、⑤ 自分自身を鼓舞する）、(2)子どもの頑張
りを支える（主要なプロパティである、① 子どもの頑張りを妨げるものの
排除、② 子どもが頑張りやすい環境をつくる、③ ケアへの参加）、(3)闘病
の意味づけ、(4)無力感、について説明しています。そして、最後に、(5)
【子どもの頑張りを支える】という現象全体についてまとめています。一
方、「考察」では、(1)子どもの頑張りを中心に据える、(2)闘病が両親に
もたらすもの、(3)闘病を意味のある体験にするための環境作り（① モニ
タリングに関わる助勢、② ケアへの参加の助勢）を検討しています。

3 カテゴリー関連図とストーリーライン

　GTAを用いた研究論文の「結果」には、通常、カテゴリー関連図を示して説明をおこなったあと、それぞれの概念（カテゴリー）がどのようなものなのかを、データを例として示しながら説明します。この論文の「結果」でも、研究協力者と協力施設の環境について説明したあと、すぐに以下のようにカテゴリー関連図とストーリーラインを使った説明をおこなっています。なお、この章では、論文を引用した部分は枠囲みにしています。

　　両親のPICUでの体験は、【子どもの頑張りを支える】と総称することができると思われた。両親の体験は、単に状況に翻弄された受け身的なものではなく、医療のモニタリング、場のモニタリング、子どもの頑張りを支えるという役割を中心としたものであった。この現象は、【子どもの頑張りを支える】と、それに関連する《医療のモニタリング》《場のモニタリング》《子どもの状態の評価》《気持ちの立て直し》《闘病の意味づけ》《無力感》というカテゴリーで構成されていた。（図7-1）
　　両親は、自分が見て感じた状況から《子どもの状態の評価》をおこなった。その結果、子どもの状態が悪いと感じる場合には、《医療のモニタリング》をおこない、子どもが受けている医療に納得できれば、《場のモニタリング》に進んだ。そして、PICUが過ごしやすい場であると評価できれば、【子どもの頑張りを支える】に至った。
　　一方、子どもの状態が悪くないと感じる場合には、《場のモニタリング》だけをおこない、過ごしやすい場だと評価すれば、【子どもの頑張りを支える】に進んだ。いずれの場合にも、子どもの頑張りを支えることができたと感じれば、《闘病の意味づけ》に進むことができた。
　　ところが、《医療のモニタリング》によって適切な医療を受けていると感じられない場合や、《場のモニタリング》によって過ごしやすい場だと評価できない場合には、《気持ちの立て直し》が必要となった。気持ちをうまく立て直すことができれば【子どもの頑張りを支える】に進

んだが、《気持ちの立て直し》がうまくできなかったり、いったん【子どもの頑張りを支える】に進んでも、頑張りを支えることができたと満足できなければ《無力感》に陥った。

　《闘病の意味づけ》に至る、または《無力感》に陥るというプロセスでの経験は、次に両親が《子どもの状態を評価》し、新たに始まるプロセスにも影響を与えていた。

（第1報, pp.584-586）

　以上は、第1報の「結果」に書いたものですが、第4報の「結果」ですべてのカテゴリーについての説明が終わったところで、現象を構成しているプロセスについて、以下のような説明をくわえています。

　データから把握した、【子どもの頑張りを支える】という現象のカテゴリー関連図（図7-1）を見ると、《子どもの状態の評価》から始まるプロセスは、ディメンションの組み合わせの違いによって異なるカテゴリーと結びつきながら、一時的な帰結である《闘病の意味づけ》または《無力感》に向かって進んでいる。《子どもの状態の評価》から始まり、カテゴリー同士がつながる実線の矢印のみをたどると、13種類のプロセスがある（推測される関係ではあるものの、今回のデータにはなかったために破線で示した《闘病の意味づけ》から《無力感》につながるプロセスを含めると、18種類となる）。そのうち、本研究の協力者が体験した《闘病の意味づけ》に至るためのプロセスは8種類であった。

　【子どもの頑張りを支える】に進んだ4種類のプロセスは、以下の2つの流れをたどっていた。1つは、《医療のモニタリング》で子どもが納得できる医療を受けていると評価し（または、子どもの状態が悪くないと評価したために、《医療のモニタリング》をおこなわず）、《場のモニタリング》で過ごしやすい環境だと感じ、うまく【子どもの頑張りを支える】ことができたと満足したうえでの到達である。そして、もう1つは《医療のモニタリング》か《場のモニタリング》の評価が悪く、《気持ちの立て直し》が必要となるものの、最終的には【子どもの頑張りを支える】ことができたと満足しての到達である。

　カテゴリー関連図は静止したものではなく、カテゴリー同士が関連し

あう中で生じる、様々なプロセスの循環によって現象を示すものである。帰結は、次の《子どもの状態の評価》につながり、新たなプロセスが始まるが、各回のプロセスを通しての経験は、次のプロセスの両親と他者や環境との相互作用のありように影響を与える。特に、《闘病の意味づけ》を通して得た答えは、その後のプロセスで、《医療のモニタリング》《場のモニタリング》【子どもの頑張りを支える】を担う原動力となっていた。　　　　　　　　　　　　　　　　　　　　　　（第4報, pp.160-161）

　GTAでは、カテゴリー同士が、相互作用の中でどう関連しあって帰結に至るのかという複数のプロセスを、現象として把握することが重要です。現象はカテゴリー関連図として表現しますが、同時に、そこに表されたプロセスは文章として記述されます。これが**ストーリーライン**（☞Ⅰ）、または大きな現象であれば**理論**（☞Ⅲ）と呼ばれるものです。

Ⅰ:p.130-133
p.101-104
p.121

Ⅲ:p.101-104
p.121

　結果にストーリーラインだけを記述してもよいと思いますが、現象の中に示されるプロセスは単純ではないので、カテゴリー関連図を併記したほうがわかりやすいと思います。いずれにしても、**1つのデータを分析するごとにカテゴリー関連図を描き、これまでのデータから作成した同じ現象についての関連図と統合したうえで、ストーリーラインとしても記述する**という作業を繰り返します。論文に出すカテゴリー関連図とストーリーラインは、これまでのデータから作成し、統合を続けてきたカテゴリー関連図に最後のデータのカテゴリー関連図を統合した、最終的な結果ということになります。

4　結果と考察の例

　それでは、結果と考察をセットにして、例として紹介します。例1は、通常の論文のように先行研究を考察に引用できた例ですが、例2は先行研究が引用できなかった例です。先行研究の蓄積が乏しいときに用いられるという質的研究の性質上、考察にこれまでの研究論文を引用できない場合も

あります。そのような場合に、どのような書き方をして新しい知見を提示するかを紹介したいと考え、あえて例2としてあげました。

　まず、**先行研究を考察に引用した例（例1）**として、第4報の結果に書いた「闘病の意味づけ」と、考察に書いた「闘病が両親にもたらすもの」を紹介します。また、**先行研究がないために引用できなかった例（例2）**として、第3報の結果の中から「過ごしやすい場になるか」、考察から「過ごしやすい場にするための働きかけ」を取り上げたいと思います。

（1）結果と考察の例1——闘病の意味づけ

　まず、1つめの例です。欧米の先行研究では、子どもの入院や治療によって家族はネガティブな影響を受け、子どもがPICUから退室して時間が経ったあとにも、その影響が残る両親が少なくないといわれていました。しかし、PICUで経験する困難は、両親にネガティブな影響だけしかもたらさないのでしょうか。2章にも書いたように、この疑問が「① 両親は子どもがPICUに入室中にどのような体験をするのか。② 子どもがPICUに入室中の体験は両親に何をもたらすのか」というリサーチ・クエスチョンになりました。

　それでは、第4報の結果に書いた「(3)闘病の意味づけ」と、考察に書いた「(2)闘病が両親にもたらすもの」を紹介したいと思います（表7-2）。

① 結果の例1——闘病の意味づけ

> 　これ、きっと、なんか、私の試練（笑）。子どもが病気をもって生まれてきてくれたことも、まあ、運命というか。これを乗り越えれば何かがあるんじゃないか、得られるんじゃないかじゃないですけど、そういうのはあります。それ思うようになったのは、ほんと今年、まあ、今年、最近です（笑）。〈質問：何かきっかけがあって？〉　きっかけはないかと。なんで私PICUにいるんだろうとか思う、考え込んだときに、私の試練なのかなと思うときがあって…はい。（# 20母親、滞在10日）

生まれてからほとんどの期間を、病院で過ごしている1歳10か月児の母親は、幾度もの子どもの病状の悪化を経験する中で、子どもの病気と闘病を、自分の「運命」「試練」と位置づけ、「乗り越えれば何かがあるんじゃないか、得られるんじゃないか」と話した。さらに、子どもの病気についても、病気をもって生まれて「きた」のではなく、「くれた」ととらえている。子どもの闘病をこのように位置づけることができるようになるまでに、母親はどのような経験をしたのだろうか。

　（註：私は論文の核となる概念を抽出する基となったデータを、論文の冒頭に例示するというスタイルで論文を書いており、第4報では、ここまでの部分は冒頭に書いています。）

　PICUで子どもの闘病を体験することは、両親にとって過酷な体験であった。しかし、ここで紹介した母親（＃20）は、子どもの闘病を、自分の「運命」「試練」と位置づけており、「これを乗り越えれば何かがあるんじゃないか、得られるんじゃないか」と前向きにとらえている。

　同じように、生まれてからほとんどの期間をPICUで過ごした、生後24日目の乳児の母親は、次のように話した。

　　　底のほうにいると、これから上がっていくしかないという。他の方が見ると結構、楽観的かもしれないけど。そんな私たちだったら大丈夫って、あの子が選んで生まれたのかなって。（＃13母親、滞在19日）

　母親は現状を「底のほうにいる」状態だと考え、このあと、状況は良くなるはずだと考えようとしている。そして、闘病を「私たちだったら大丈夫って、あの子が選んで生まれた」ために生じたものだと意味づけている。

　じつは、子どもの頑張りを支える中で、自分自身が変化したと話す両親は少なくなかった。例えば、妊娠中に胎児の異常を発見され「障害をもって生まれてくる子どもだってわかったときに、すごく辛くて受けとめられなくて、正直、自殺しようと思ったときもありました、この子と

一緒に」とまで落ち込んだ5か月児の母親は、子どもが生まれてからの闘病体験を次のように話した。

　　何度も、この子を失うかもしれないって思ったときがあったんです。抜管しようとしたときに苦しくなって、サチュレーションが38とかまで下がったのを見たりとか。そんなこと繰り返す中で、なんかこう、今ある大変さもこの子が生きてるからできる苦労であって、だから、この苦労をすることを幸せなことだって思うようになったんです。もし、この子が死んでしまったり、生まれてこなかったら、この苦労はしたくてもできないから、それで頑張れるんですかね。今は、頑張って一緒に成長していきたいなと思えるので、病気をもって生まれてきてくれたことに感謝して。
　（＃2母親、滞在121日）

　悪い状態を乗り越える子どもの姿を何度も見る中でたどり着いたこの母親の答えは、闘病の大変さは「この子が生きてるからできる苦労」で「幸せなこと」だというものである。ここでは、子どもの「生命」を核とした受け入れがなされている。さらに、この語りには、「頑張って一緒に成長していきたい」「病気をもって生まれてきてくれたことに感謝して」という、発言さえみられる。子どもの障害を受け入れることができず、一緒に自殺しようとまで考えた時点の母親とは、打って変わった姿である。
　以上の、「運命」「試練」「私たちだったら大丈夫って、あの子が選んで生まれた」「この子が生きてるからできる苦労」は、いずれも、重症な子どもと一緒に、非日常的なPICUという場で闘病しなくてはならない体験を、両親がどう自分の腑に落ちるかたちにして受け入れたかの答えである。《闘病を意味づける》中でたどり着いた答えは、その後の体験で、両親が《医療のモニタリング》《場のモニタリング》【子どもの頑張りを支える】という役割を担う原動力にもなっていた。

　（第4報, p.150, pp.159-160）

以上が「結果」です。「結果」を書く際に重要なことを、2つあげます。まず、カテゴリー関連図と文中での説明が対応するように示すことが重要です。カテゴリー関連図（図7-1）をご覧ください。左下にある《闘病の意味づけ》の四角の中には、"腑に落ちるかたちで闘病を意味づける度合い" と "意味づけの内容" というプロパティがあげられ、それぞれにディメンションが書かれています。一方、文中（pp.160-162）に引用された語りのデータの、"腑に落ちるかたちで闘病を意味づける度合い" は '高い' といえますし、"意味づけの内容" としては、ディメンションとしてあげられた '試練' '運命' '私たちだったら大丈夫って、子どもが選んで生まれた' 'この子が生きてるからできる苦労' が含まれています。

　質的研究の論文では、カテゴリーの説明をわかりやすくし、解釈の適切さを確認してもらうために、収集したデータの一部を抜粋して、「結果」に提示します。たくさんのデータの中から、そこで説明する概念を象徴するもの、しかも短くてわかりやすいものを厳選しなくてはなりません。そのうえで、単に提示するだけでなく、そのデータを提示した意味と、そのデータから何が読み取れるのかを含めて示す必要があります。どのデータを選ぶのか、どう示すかはとても重要なのです。

② 考察の例1──闘病が両親にもたらすもの

　さて、カテゴリー関連図（図7-1）の帰結を見ると、《無力感》と《闘病の意味づけ》になっており、《闘病の意味づけ》に至るほうが望ましいということがわかります。もちろん、カテゴリー関連図は循環する現象を示すものなので、いったんは《無力感》に進んでも、《子どもの状態の評価》から始まる次の循環では、《闘病の意味づけ》の "腑に落ちるかたちで闘病を意味づける度合い" が '高い' 状態に至る可能性もあります。問題となるのは、何回循環しても《無力感》にしか至らないという状態です。

　そこで、考察では、《無力感》ばかりにとどまるのではなく、《闘病の意味づけ》に至る可能性を高くするために何ができるのかを、(1)子どもの頑張りを中心に据える、(2)闘病が両親にもたらすもの、(3)闘病を意味のある体験にするための環境づくり、という点から検討しました（表7-2）。

ここでは、その中から（2）闘病が両親にもたらすもの、を紹介します。先に書いたように、この内容に関連した研究が欧米で報告されていたため、それを引用しながらの考察となっています。

　　子どもの入院や治療によって家族はネガティブな影響を受けると考えられており、小児医療の領域では、この20年ほどの間に、PTSD（心的外傷後ストレス障害）スケールを用いてそれを示そうとする多数の研究が発表されてきた。PICUの場合には、とりわけ、子どもが重症であるうえに、闘病環境が一般の病棟以上に日常生活から乖離しているため、両親のPTSDの発生度が高いことが懸念され、PTSDスケールを用いた研究が増加している。

　　例えば、SRS-PTSD（Self-Rating Scale for PTSD）を用いたオランダの調査では、子どもがPICUを退室して3か月後に12.6％、9か月後にも10.5％の両親がPTSDの状態にあったと報告され（Bronner他, 2010）、SPAN（short form of Davidson Trauma Scale）を用いた英国での調査では、PTSDスコアがカットオフ値以上であった両親が、退室3か月後に42％、12か月後に27％もいたと報告されている（Colville & Pierce, 2012）。また、現在、日本で筆者らのグループがおこなっている、PCL-S（PTSD Checklist Specific）を用いた調査では、PICUを退室して3か月後に、カットオフ値を超えた両親が18.5％いたという結果であった（西名他, 2018）。用いられたスケール、子どもの重症度と治療内容、PICUの施設環境が異なるために、結果にはバラツキがあるものの、これらの結果から、子どもがPICUから退室して時間が経ったあとも、ネガティブな影響が残る両親は少なくないとまとめることができる。

　　これを、本研究の結果である【子どもの頑張りを支える】という現象から考えると（図7-1）、両親が長期間にわたって《無力感》にとどまったり、常に《無力感》に至るプロセスを循環することは、ネガティブな影響につながる可能性を孕むものだといえよう。今回の協力者の中にも、納得できる医療を受けていると評価できないうえに、気持ちの立て直しができなかったために、《無力感》に陥ってしまった両親がいた。

　　しかし、その一方で、一時的に《無力感》に陥ることはあっても、《闘病の意味づけ》を重ねて、成長に向かった両親が多かったことを忘れて

はならないだろう。つまり、PICUでの子どもの闘病という体験は、両親にポジティブな変化をもたらす可能性の高いものでもあったといえる。

PICU領域でこれまでにおこなわれた、両親の成長に関わる研究としては、posttraumatic growthとobserved traumaによる成長に注目したものがある。まず、posttraumatic growthは、人生における危機と、精神的な葛藤の結果として生じるポジティブな変化と定義され（Tedeschi & Calhoun, 1996, 2004）、主に成人患者を対象とした研究で用いられてきた概念であるが、近年は、小児領域にも応用されている（Picoraro他, 2014）。

PICUでおこなわれた研究はまだ2つだけで、同じスケール（Posttraumatic Growth Inventory）が用いられているにもかかわらず、子どものPICU退室4か月後の両親の88%（Colville & Cream、2009）、または6か月後の両親の37.1%に成長があったというように（Rodriguez-Rey & Alonso-Tapia, 2017）、結果がまちまちである。今後、それぞれの両親がPICUでの体験を通して受けた衝撃の度合いやそれに対する反応、成長内容との関係を含めた検討が必要であると思われる。

一方、後者の、自分の子どもの疾患や治療とは無関係な、偶然に見聞きした事柄（例えば、他児の病状の悪さやその家族の苦しみなど）によって引き起こされるobserved traumaによる両親の成長についての論文は1本である（Khanna他, 2016）。ただし、この研究には、対象者数の少なさにくわえ、抽出された概念で現象を十分に説明しうるのかという疑問が残されている。

以上のように、PICU領域において、闘病体験が両親にもたらすポジティブな影響に注目した研究はまだ少ないものの、PICUでの子どもの闘病を、両親にとって意味のある体験につなげることを視野に入れた環境づくりと働きかけを検討することは重要である。本研究で見てきたように、状態が安定しない子どものそばで、自分にできることを模索し、《医療のモニタリング》《場のモニタリング》【子どもの頑張りを支える】という役割を担った両親が、その中で腑に落ちるかたちでの《闘病の意味づけ》を試みることは自然であるし、それらの結果として、両親に成長が生じる可能性は高いからである。

(第4報, pp.161-162)

先行研究では、子どもがPICUに入室することで、両親は、「保護者」から「無力な面会者」という位置づけに変わり、無力感を覚えるといわれてきました。しかし、今回の研究の結果から、単にその状況に甘んじるばかりでなく、子どものために何らかの役割を担おうとする両親の姿を知ることができたのです。そうなると、医療者には、両親が医療のモニタリング、場のモニタリング、子どもの頑張りを支えるという作業をスムーズにおこなうことができるように助勢し、《闘病の意味づけ》への到達を目指して働きかけることが期待されます。そこで、以上にあげた考察に続く、(3) 闘病を意味のある体験にするための環境づくりの中では、① モニタリングに関わる助勢と、② ケアへの参加の助勢について検討しています（表7-2）。

　先行研究は単に示すだけでは意味がありません。また、先行研究と同じ結果でした、とまとめるだけでは、研究として発表する価値がないと思います。先行研究の結果に照らし合わせて、この研究における新しい知見が何なのかを明確に示すことが重要だと思います。

（2）結果と考察の例2 —— 場のモニタリング

　それでは2つめの例です。スタート時点での観察項目の1つに「OQ1：両親は子どものベッドサイドでどう過ごしているのか」がありました。客観的に考えて、PICUは、一般の病棟以上に日常からかけ離れた環境です。初めてPICUに足を踏み入れた両親が、違和感を覚えてもおかしくはありません。しかも、子どもは重症です。両親はさぞや緊張や不安をかかえて過ごしているのだろうと想像しながら、PICUでの観察を始めました（例えば、4章「観察法を用いたデータ収集」に、PICUの環境が図示されています（pp.40-41））。

　しかし、実際には、緊張した面持ちで不安そうに座っている両親が多い中、重症の子どものそばで、楽しそうに過ごす両親も少なくないことに気づき、なぜ、こんな過ごし方ができるのかと不思議に思いました。データを収集し、分析した結果、両親はPICUについて、日常との乖離度合い、

子どもと一緒にいることができるか、子どもは大切に扱われているか、自分も大切にされているかという、《場のモニタリング》をおこない、PICUが過ごしやすい場かどうかを評価していること、そして、場が日常に近い違和感のないものになったとき、PICUが両親にとって、過ごしやすい場に変わることがわかりました。

　以下は、《場のモニタリング》というカテゴリーについて書いた、第3報の「結果」と「考察」の1部です。「結果」として書いた「⑤ 過ごしやすい場になるか」と、「考察」に書いた「(2)過ごしやすい場にするための働きかけ」を紹介します（表7-2）。

① 結果の例2 —— 過ごしやすい場になるか

> 　看護師さん同士が仲良くて賑やかだから、こういうすごい集中の治療室なのに暗さがない。あ、全然違うんだっていう。普通に歌かけてくれたりとか。ときには、おもちゃの音楽がどっかで鳴ってたりとか。緊張感、もちろん緊張感はあっても、普通っていうか、なんか堅苦しさがない。最初の印象とはなんか違ってた、うん。はじめは、なんかもっと緊迫して、息も吸ったらだめなようなところなのかなって思った、集中治療室って。そういうんじゃなかった。うん、普通。看護師さんたちがとっても明るい。仲良しで、すごく普通で過ごしやすい。（＃9母親、滞在14日）

　この短い語りの中で、母親は「普通」という言葉を4回も使い、はじめは「緊迫して、息も吸ったらだめなようなところ」という印象を受けた小児集中治療室（PICU）が、歌やおもちゃの音楽が流れ、堅苦しくなく、看護師が明るくて仲がよいという「すごく普通で過ごしやすい」場だったと話している。ここで「普通」という言葉は、特殊ではない、日常生活の場と変わらないという意味合いで用いられているようであるが、客観的に考えると、PICUは日常生活とはかなり異なる空間である。その場を、母親はなぜ「普通」で過ごしやすいと感じたのだろうか。（註：私は論文の核となる概念を抽出する基となったデータを、論文の冒頭に例示するというスタイルで論文を書いており、第3報では、ここまでの部分は冒頭に書い

ています。)

　度合いの違いこそあれ、はじめに PICU の環境に違和感を覚えた点は、どの両親も同じだった。しかし、それが転じて PICU を過ごしやすい場だと感じることができるようになった両親と、そうならなかった両親とがいた。どのような状況が揃えば、PICU が過ごしやすい場に変わるのだろうか。

　ここでは、ある1歳11か月児の母親の語りを通して経過を見ていきたい。

　　　　最初はびっくりしました。やっぱり、子どもの状態も悪いし、心電図のピッピッピッていう音とか、よくわかんない機械の音とかするし、カーテンで仕切られて周りも見えないのでちょっと怖かったんですけど、でも、看護師さんとかがすごい明るく接してくれるので、何か安心感もやっぱり生まれて・・・じゃなかったら、子どものそばにいれなかったかも。(＃11母親、滞在13日)

　はじめに感じた、子どもの病状の悪さと、PICU の環境に対する驚きと恐れを安心感に変えたものは、看護師たちの明るい接し方で、それによって子どものそばにいることができたと母親は話している。看護師はどう接したのだろうか。

　　　　看護師さん、すごい明るく迎えてくれるので。必ず笑顔で迎えてくれて、で、病気すごい重いのに、普通の子かのように話してくれて。すごい普通にしてくれてるので、こっちも気が楽になったっていうか。普通に、「朝から怒ってましたよ」とか、「ママ来たよ」とか。私にも「抱っこして」とかって言って、すごい普通な感じでやってくれるので、そうすると気持ちも何か楽で、長居できるっていうか。(＃11母親)

　冒頭で紹介した＃9の母親と同じように、この母親も「普通」という言葉を多用している。看護師は笑顔で母親を迎えたうえで、重症の子ど

もを「普通の子」のように扱い、母親にも「普通に」対応し、母親が子どもと関わることができるように配慮している。これが、母親がPICUから受けた違和感を払拭したようである。結果的に、母親は、子どものそばに長くいることができるようになっている。

　このPICUには面会時間の制限がなく、いつでも子どものそばにいることのできる環境であった。PICU入室13日後に、母親は、次のように過ごしていた。

> 　　いつも10時ぐらいに来て、寝るまで7時ぐらいとかまでいます。（中略）寝るときとかは頭なでなでしてあげたり、顔見てて、あとは看護師さんにお話聞いたり。「昨晩どういうふうに過ごしてた」とか、「薬どういうのを使って」「どういう点滴が始まった」とか全部聞いて、わかんなければ質問して看護師さんと話しながら過ごしたり。で、チューブを顔に貼るテープとかにお絵かきしたり、いろいろなんか作ったりして普通に過ごして。わりと、子どもと一緒に家にいるときみたいな感じで、一緒にだらだら過ごしたりしてます。（＃11母親）

　はじめは驚いたという、機械の音とカーテンの仕切りという環境はまったく変わらないはずなのに、母親は、「子どもと一緒に家にいるときみたいな感じ」で、毎日9時間をPICUで「普通に」過ごすことができるようになっている。

　この母親は、PICUの雰囲気がよく、看護師が「普通」に接してくれると感じることによって、子どものそばに長く滞在し、それによって、十分に《場のモニタリング》をおこなうことができた。反対に、PICUの雰囲気が良いと感じることができない両親は、子どものそばで長い時間過ごすことができないために、《場のモニタリング》が十分にできず、PICUはいつまでも過ごしにくい場のままであった。

（第3報, p.62, p.71-72）

　第3報の「結果」には、以上にあげた「⑤　過ごしやすい場になるか」以外に、「①　日常との乖離度合い、②　子どもと一緒にいることができるか、

③ 子どもは大切に扱われているか、④ 自分も大切にされているか」とい
う4項目について説明しています（表7-2）。これらの項目は、カテゴリー
関連図（図7-1）に示したとおり、《場のモニタリング》の主なプロパティ
です。つまり、カテゴリーを説明するために、そのカテゴリーの下位概念
であるプロパティそれぞれについて説明するという書き方になっています。

I:p.27-44
II:p.47-54
III:p.9-118
　ここで、**GTAの分析手順**（☞ I , II , III）を思い出してください。デー
タを切片化したら、まず、プロパティとディメンションを抽出し、それを基
にラベル名をつけ、さらにラベルをまとめてカテゴリーにしました。
GTAで用いる4つの概念は、マトリョーシカ人形のように入れ子（入れ籠）
状態になったものです。すべては概念ですが、抽象度が異なっています。
データ分析では、低い抽象度のものから、徐々に抽象度を上げることで、
分析者のバイアスを排除しようとします。

　反対に、論文の「結果」では、カテゴリーを説明するために、下位**概念**
I:p.4
　p.46-49
II:p.48-49
（☞ I , II ）であるプロパティ、ディメンション、ラベルを用いて記述する
わけです。

② 考察の例2 ── 過ごしやすい場にするための働きかけ

　小児集中治療室（PICU）について発表された論文は、他の領域のもの
より少なく、特にPICUの環境については引用できる論文がなかったため、
「考察」で先行研究と比較・検討することができませんでした。このよう
なことは、質的研究の論文を書くときには珍しいことではありません。こ
こで「研究論文」として成り立たせるために重要なことは、**新たな知見を
根拠と共に論理的に記述すること**だと思います。

　この論文では、どのような環境が揃ったときに、両親がPICUを過ごし
やすい場だと感じる可能性が高くなるのかを検討しました。まず、考察の
前半にあたる「（1）PICUという場の環境」で、子どものそばにいること
のできる時間が制限されていることと、PICU内の騒音について述べたあ
とに、以下に示す、両親にとってPICUを「（2）過ごしやすい場にするた
めの働きかけ」を検討しました（表7-2）。

ここまでに述べてきた、子どものそばにいる時間の制限と騒音については、検討の余地があるものの、それ以外の環境に関しては、高度医療を駆使して子どもの命を救うというPICUの役割から考えれば、改善できるものとできないものとがある。例えば、結果の「1. 日常との乖離度合い」で紹介したように、PICUは、ときに、救うための治療と看取りとが共存していたり、安定している子どもの至近距離で緊急手術がおこなわれたりするような場である。このような、非日常的な状況に両親が違和感を覚えるのは当然であるが、全面的な環境の変化を望むことは現実的ではないだろう。

　ここでは、本研究の結果から、いったんPICUが日常に近い「普通」の場としてとらえられるようになると、両親がPICUを過ごしやすい場だと評価し、環境自体はなんら変化していないにもかかわらず、違和感を感じなくなった点に注目したい。PICUを過ごしやすい場に変えるためには、医療者が子どもを大切に扱い、両親への対応にも配慮していると両親が感じることが必要で、前項の「子どものそばにいる時間の制限」で述べたように、両親の《場のモニタリング》の機会を増やすことは絶対条件である。そして、それにくわえて、次のような日々の関わりの配慮が必要となる。

　まず、両親がPICUに入室したときや、子どものベッドに近づいたときに、医療者がどのような対応をしたと感じるかは、両親のPICUの印象を大きく左右するものであった。結果の中に出てきたように、声かけや挨拶をしたうえで、すぐに不在中の子どもの様子を伝え、両親が歓迎されていると感じるような雰囲気をつくることが大切であろう[註]。

　次に、子どもを大切に、個性のある存在として扱うことの大切さと、それが両親への援助にもつながることを意識すべきである。例えば、子どものベッドを整える、面会中も子どものそばに行く、子どもに声をかける、子どもを話の中心に据える、子どもの発達や癖に気づいたら両親に伝えることなどにより、医療者が子どもを大切に扱っていることが自然にわかるように配慮することは重要である[註]。

[註] 3〜4段落に書いた事柄は、本書には引用しなかった「結果」を基にした考察です。

くわえて、子どもや家族に関する情報共有を医療者間でおこなうことにより、担当者が替わっても医療者間で一体感のある対応ができる状況をつくることや、子どもが良くなったら一緒に喜び、悪化したときには共感を示すという、両親が親近感をいだくようなサポートを意識することも必要である。

　最後に、医療のモニタリングを通して信頼できると感じた医療者との、子どもの病状や治療と関係のない会話が、両親をリラックスさせ、PICUを過ごしやすい場だと感じさせるために有効であったことも忘れてはならない。そのような会話から、子どもが家にいたときの情報や、家族の情報を収集して、子どもと家族への働きかけにつなげるという、よい循環をつくることも意識すべきである。

　繰り返しになるが、当初、違和感を覚えたPICUの環境を、「普通」だと感じたときに、その場が両親にとって過ごしやすい場になった点は重要である。この現象において、両親はもちろんのこと、医療者（特に看護師）自身も意識していないかもしれないが、医療者はPICUの環境を日常に近いものとして感じさせるための働きかけをおこなっていたということになる。PICUにおいて、高度で的確な医療の提供と同時に、両親が環境を日常に近いと感じるための働きかけがおこなわれていた点は大変興味深い。

（第3報, pp.74-75）

　「考察」では、結果に基づいて論旨を明確にしたうえで、先にも書いたように、何が新しい知見なのかをはっきりと示す必要があります。しかし、先行研究との比較検討ができない場合に、ややもすれば結果を繰り返したような考察になりがちで、実際にそのような論文が散見されます。それでは考察とはいえません。一歩立ち止まって、なぜこの論文を書きたいと思ったのか、何が新しい発見だと感じるのかを検討する必要があります。

　今回の「結果」で、私が論文に書きたいと思ったことは、どう見ても日常とは乖離した高度医療の場であるPICUを、日常に近い「普通」の場ととらえ、過ごしやすいと感じる両親がいたことです。図7-1の《場のモニタリング》というカテゴリーのプロパティでいえば、左側の、"日常からかけ離れていると感じる度合い"が'高い'にもかかわらず、"子どもと

一緒にいられると感じる度合い”“子どもが大切にされていると感じる度合い”“自分も大切にされていると感じる度合い”“過ごしやすい場であると評価する度合い”が‘高い’ために、普通の場だと感じている状態です。

　医療者の働きかけが、両親の“子どもと一緒にいられると感じる度合い”“子どもが大切にされていると感じる度合い”“自分も大切にされていると感じる度合い”を‘高く’させるために一役買っていたわけです。多分、今のところ、医療者はそれらの働きかけを無意識でおこなっている可能性が高いのですが、有効な働きかけを言語化することによって、両親にPICUを、日常に近い「普通」の場だと感じさせる状況をつくることのできる医療者を増やせる可能性があります。そのために、この論文を書きたいと思いました。

　両親の場のとらえ方を変えることができれば、両親がPICUで過ごすストレスを軽減できます。どのような働きかけによってそれが生じるのかについては、今後、このカテゴリーに焦点を当ててデータを収集し、検討を重ねる中で明らかにする必要がありますが、両親がおこなう《場のモニタリング》を概念として示すことによって、この部分に関心をもってもらうきっかけをつくりたいと考えました。

　以上、《場のモニタリング》という概念を説明した「結果」と「考察」の一部でした。「結果」「考察」ともに、図7-1のカテゴリー関連図に示した《場のモニタリング》のプロパティに関連した内容であることがおわかりいただけたと思います。結果や考察自体の内容もさることながら、カテゴリー関連図、結果、考察が一貫したものであることは、研究から得られた知見をわかりやすく伝えるうえで、とても重要です。

　いかがでしたか？　先行研究がある場合には引用し、その結果と照らし合わせて知見を示しますが、先行研究がない場合にも、結果を基にして新しい知見を概念として示すことができます。また、それによって次の研究につなげることが、質的研究の大きな役割だと思います。

5　研究の課題と今後の展望

　以上、結果と考察の例を2つ紹介しました。考察が終わったら、論文の最後に、全体を通してわかったことを簡潔にまとめ、さらに、研究の課題を示します。たくさんの研究成果の蓄積が、現場を良い方向に変える力につながることから考えれば、今回の結果を次の研究にスムーズにつなげるような橋渡しが重要です。

　　ここまでに述べてきたように、両親は、モニタリングの中で、納得できる医療であるか、過ごしやすい場であるかを確認した。そして、不十分だと感じた部分や自分が補強することができると感じた部分について、【子どもの頑張りを支える】ための役割を担い、闘病の意味づけをおこなった。このようなプロセスから考えれば、子どもを両親から引き離すことによってモニタリングの機会を妨げないこと、納得できる医療だと感じてもらうこと、過ごしやすい「普通」の場だと感じてもらうこと、子どもの頑張りに注目すること、ケアへの参加を促すこと、そして、両親が子どもの頑張りを支えたと認めることは重要である。

　　PICUにおける医療には、時々刻々と変化する子どもの状態を正確に把握し、変化に対して最先端の医療技術を用いて適切に対応する力が必要である。しかし、それと同時に、両親が【子どもの頑張りを支える】という役割を担い続けるための支援を忘れてはならないだろう。

　　最後に、本研究の限界をまとめておきたい。本研究の協力者は、いずれもPICUに4日以上入院している子どもの両親で、インタビューまでの平均滞在期間は30.0日であった。勢い、大きな問題がなく、短期間で病棟に移動するような事例は少ない。また、残念ながら、各施設の環境や子どもの特性による違いを見いだせるほど多くの協力者が得られていない。例えば、施設の管理体制、環境、子どもの年齢、疾患、治療経過、予定された入院か否かなどの違いによって、両親の体験が異なることは

容易に推測されるため、今後、検討が必要である。

　くわえて、《闘病の意味づけ》という概念に関して、闘病体験による両親の変化との関連や、《無力感》とのつながりについて検討することは必須であるし、【子どもの頑張りを支える】という現象に影響を与える、医療者側の考えや行動を把握したうえで、現象を複合的にとらえる作業も必要だと考える。

　以上のような課題はあるものの、筆者らが知りうる限り、本研究は、PICUに入院中の子どもの両親が、どのような体験をしているのかを、日本で検討した初めての研究であるため、状況の違いによる詳細な比較より先に、まずPICUに入院した子どもの両親がどのような体験をしているのかを大まかにとらえることを優先した。今後、さらに、理論的サンプリングを用いてデータを収集し、今回言及できなかった部分についての検討を進めていきたい。

（第4報, p.164）

　よく、「研究の限界」として、データ収集できた数が少なかったとか、施設が1つだったとか、対象者に偏りがあったとか、研究に使える期間が短かったなどという言い訳っぽい懺悔だけが書かれた論文を見ますが、その限界のために何が生じたのかを示すことのほうが重要だと思います。例えば、数が少ないことや施設が1つだったために何が生じてしまったのか、どのような偏りによって、結果にどのような影響が生じたのかについて説明し、それらの限界によって何がとらえられなかったのかを示すことのほうが重要だと思います。くわえて、カテゴリーやカテゴリー同士の関連づけ、つまり、概念のレベルで現象を説明するために、何が足りないのかを示して、次の研究につなげるべきです。

　以上、結果と考察の書き方を検討しました。「結果」には、抽出したカテゴリー同士の関連づけによって生じる多様なプロセスを、カテゴリー関連図とストーリーラインで説明し、データを用いて各カテゴリーの説明がなされることが必須です。そして、「考察」では、それを踏まえた議論がなされ、今後の研究につながるような提案がおこなわれるべきです。

　論文を仕上げるにはエネルギーが必要ですが、論文を書く中で、さらに

熟考が重ねられ、結果と考察が洗練されます。新しいアイデアを得たり、自分の研究を見直す機会にもなるので、軽視すべきではありません。くわえて、どんなに良い研究であっても、発表されなければ意味がありません。

I:p.109-111
p.150
II:p.15-16
p.51
III:p.118

GTAが目指すものは「**理論的飽和**」（☞I、II、III）ですが、それが到来する日を待っているだけでは、いつまでも発表できません。それよりは、小さくても何か新奇性のある事柄が見つかったら、本書で例にあげた論文のように、課題が残る状態であっても、発表したほうがよいと思います。（「理論的飽和」とは、カテゴリーとプロパティ、ディメンションが出そろい、これ以上新たなものが出てこない、カテゴリー同士の関連づけも完璧で、少数派事例まで十分に説明できるという状態を指します。この状態に容易にたどり着くという誤解や、理論的飽和に至ったと書かなければ発表できないという誤解のために、「理論的飽和に至った」と書かれた論文に遭遇する機会は多いものの、そういう論文ほどツッコミどころが多い気がします。研究は、誠実かつ着実におこなうべきではないでしょうか。）

　同じ領域で研究を続けていれば、もしかすると、5年後には不足や間違いに気づくかもしれません。そのときは、再度、論文を書き、過去の自分の論文を引用して、不足や間違いを指摘すればよいだけのことです。ぜひ、勇気をもって、論文を発表してください。

　最後に、論文をクリティークする際の指標を紹介します（表7-3）。いったん論文を書きあげたら、自分の論文を第三者の視点で確認してから投稿したほうがよいと思います。表7-3はその際に用いる指標です。

　ここまで色々書いてきましたが、ともかく、書かないことには先へ進めません。多くの個性的で骨太な論文が発表されることを祈ってやみません。

表7-3　質的研究論文のクリティーク

1. タイトル，はじめに
（1）　タイトルは簡潔明瞭に研究内容を表しているか？
（2）　先行研究のクリティークでは何が述べられているか？　それは適切か？
（3）　文献の引用方法は適切か？

2．リサーチ・クエスチョン

    （1）　先行研究の成果を踏まえて，適切なリサーチ・クエスチョンが示されているか？

    （2）　リサーチ・クエスチョン にふさわしい研究デザインと研究法が選ばれているか？

3．研究方法と対象

    （1）　その研究法を選んだ理由が，適切に述べられているか？

    （2）　選択した研究法に沿って，データ収集と分析がおこなわれているか？

    （3）　研究の手順が適切に示されているか？

    （4）　倫理的配慮は十分か？

4．結果

    （1）　適切なデータが適切な分析結果に到達することのできる数まで収集されているか？

    （2）　見いだされた現象はリサーチ・クエスチョンに対応しているか？

    （3）　図や表が効果的に使われているか？

    （4）　例示されたデータの解釈は適切か？

    （5）　適切で斬新な［概念］が十分に抽出されているか？

    （6）　［概念］それぞれが的確に説明されているか？

    （7）　少数派事例にも目配りした結果であるか？

    （8）　その領域の状況にマッチする結果であるか？

    （9）　グラウンデッド・セオリー・アプローチであれば

        ① 概念同士の適切な関連づけによって現象が説明されているか？

        ② プロセスの多様性が組み込まれた理論が提示されているか？

5．考察以降

    （1）　結果をもとにした論理的な考察か？　突飛な展開がないか？

    （2）　見いだされた概念やプロセスを基にした議論が展開されているか？

    （3）　先行研究との比較検討が十分になされているか？

    （4）　新しい知見が明確に示されているか？

    （5）　研究の限界と今後の課題が示されているか？

    （6）　その学問への示唆が示されているか？

    （7）　おもしろい論文か？

　本章で例として用いた、小児集中治療室（PICU）でのフィールドワークを基にした論文は下記です。

戈木クレイグヒル滋子・西名諒平・岩田真幸・村山有利子・西川菜央・清水称喜・渡井恵・森智史・佐藤貴之・増田真也・中田諭・辻尾有利子・Ardith Z. Doorenbos

- 「PICUに子どもが入室した両親の担った役割：第1報 研究の概要」『看護研究』*51*, 582-588, 2018.
- 「PICUに子どもが入室した両親の担った役割：第2報　医療のモニタリング」『看護研究』*51*, 676-688, 2018.
- 「PICUに子どもが入室した両親の担った役割：第3報　場のモニタリング」『看護研究』*52*, 62-75, 2019.
- 「PICUに子どもが入室した両親の担った役割：第4報　子どもの頑張りを支える」『看護研究』*52*, 150-165, 2019.

文　献

Bronner, M. B., Peek, N., Knoester, H., Bos, A. P., Last, B. F., & Grootenhuis, M. A. (2010) Coures and predictors of posttraumatic stress disorder in parents after pediatric intensive care treatment of their child. *Journal of Pediatrc Psychology, 35*, 966-974.

Colville G. & Cream, P. (2009) Post-traumatic growth in parents after a child's admission to intensive care: Maybe Nietzsche was right? *Intensive Care Med., 35*, 919-923.

Colville, G. & Pierce, C. (2012) Patterns of post-traumatic stress symptoms in families after paediatric itensive care. *Intensive Care Med., 38*, 1523-1531.

Khanna, S., Finlay, J. K., Jatana, V., Gouffe, A. M., & Redshaw, S. (2016) The impact of observed trauma on parents in a PICU. *Pediatric Critical Care Medicine, 17*, e154-158.

厚生労働省政策統括官付参事官付統計室「平成29（2017）年医療施設（静態・動態）調査・病院報告の概況」2018年12月. p.21, 表23.

Nelson, L. P. & Gold, J. I. (2012) Posttraumatic stress disorder in children and their parents following admission to the Pediatric Intensive Care Unit: A Review. *Pediatric Critical Care Medicine, 13*, 338-347.

西名諒平・増田真也・岩田真幸・清水称喜・中田諭・村山有利子・西川菜央・辻尾有利子・青山道子・穴井聖二・池辺諒・井上智子・入江千恵・川上大輔・川西貴志・佐藤貴之・佐野互・高橋克己・竹森加菜子・田崎信・立石由紀子・田中秀明・豊島美樹・根本尚慶・藤原愛梨・穂積菜穂・松田弘子・美濃部晴美・森智史・戈木クレイグヒル滋子 (2018)「PICU環境と両親の心理的状態に関する全国調査②：PICU退室3か月後の不安・抑うつ・PTSDの実態とPICU入室中との経時的変化」『第26回小児集中治療ワークショップ抄録集』119.

Picoraro, J. A., Womer, J. W., Kaza, A. E., & Feudtner, C. (2014) Posttraumatic growth in parents and pediatric patients. *Journal of Palliative Medicine, 17*, 209-218.

Rodriguez-Rey, R. & Alonso-Tapia, J. (2017) Relation between parental psychopathology and posttraumatic growth after a child's admission to intensive care: Two faces of the same coin? *Intensive Crit Care Nurs. 43*, 156-161.

Tedeschi, R. G. & Calhoun, L. G. (1996) The posttraumatic growth inventory measuring the positive legacy of trauma. *Journal of Traumatic Stress, 9*(3), 455-471.

Tedeschi, R. G. & Calhoun, L. G. (2004) Posttraumatic growth: Conceptual foundations and empirical evidence. *Psychological Inquiry, 15*(1), 1-18.

索　引

編著者

戈木クレイグヒル 滋子

1994 年カリフォルニア大学サンフランシスコ校 看護学部博士課程修了、看護学博士。
現在、慶應義塾大学看護医療学部／大学院健康マネジメント研究科教授。
主な書籍『闘いの軌跡：小児がんによる子どもの喪失と母親の成長』川島書店、
『ワードマップ グラウンデッド・セオリー・アプローチ：理論を生みだすまで（改訂版）』新曜社、『実践グラウンデッド・セオリー・アプローチ：現象をとらえる』新曜社、『グラウンデッド・セオリー・アプローチを用いたデータ収集法』新曜社、『質的研究法ゼミナール：グラウンデッド・セオリー・アプローチを学ぶ（第 2 版）』医学書院、『グラウンデッド・セオリー・アプローチ：分析ワークブック（第 2 版）』日本看護協会出版会。

執筆者 (執筆順)

岩田 真幸 [4 章-1，4 章-2(4)]

2016 年慶應義塾大学大学院健康マネジメント研究科修士課程修了。
現在、慶應義塾大学大学院健康マネジメント研究科後期博士課程。

西名 諒平 [4 章-2(1)〜(3)，(5)，4 章-3]

2015 年慶應義塾大学大学院健康マネジメント研究科修士課程修了。
現在、慶應義塾大学大学院健康マネジメント研究科後期博士課程。2021 年 4 月から神奈川県立保健福祉大学保健福祉学部講師。

宗 皓 [6 章-2]

2020 年大阪大学大学院医学系研究科保健学専攻博士前期課程修了。
現在、慶應義塾大学看護医療学部助教。

グラウンデッド・セオリー・アプローチ
を用いた研究ハンドブック

初版第1刷発行　2021年6月15日

編著者　戈木クレイグヒル 滋子

発行者　塩浦　暲

発行所　株式会社　新曜社
　　　　101-0051　東京都千代田区神田神保町3-9
　　　　電話 (03) 3264-4973 (代)・FAX (03) 3239-2958
　　　　e-mail : info@shin-yo-sha.co.jp
　　　　URL : https://www.shin-yo-sha.co.jp

組版所　Katzen House

印　刷　新日本印刷

製　本　積信堂